お口だって老化するんです

歯科の新しい病気「口《こう》腔《くう》機《き》能《のう》低《てい》下《か》症《しょう》」かも…

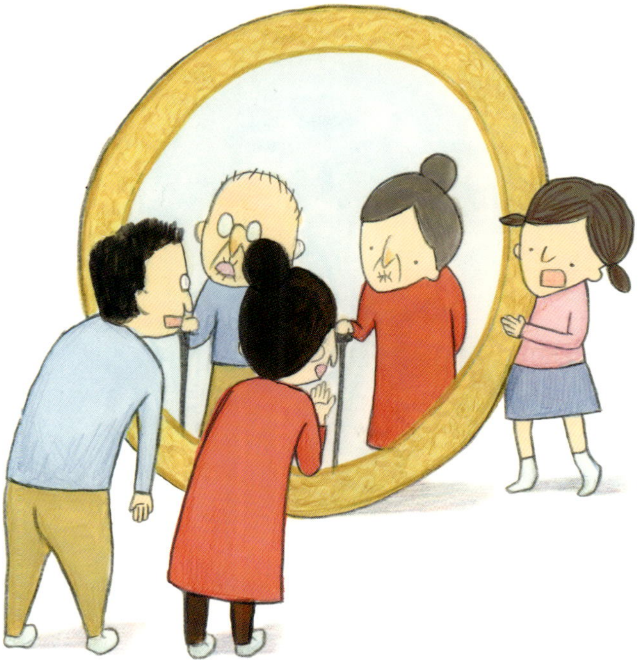

東京歯科大学 老年歯科補綴学講座
監修・櫻井 薫
上田貴之

え・ありま三なこ

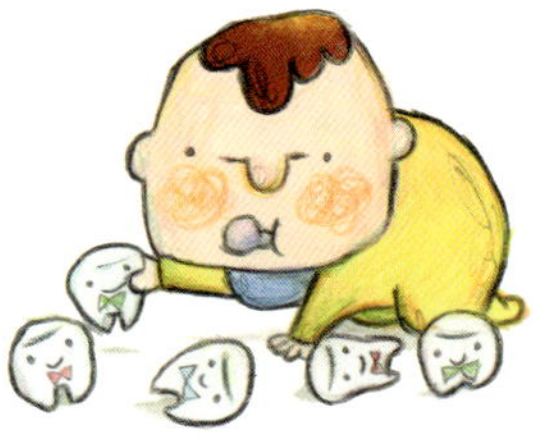

おじいさん
おばあさんの
食事や会話で
気になることは
ありませんか。

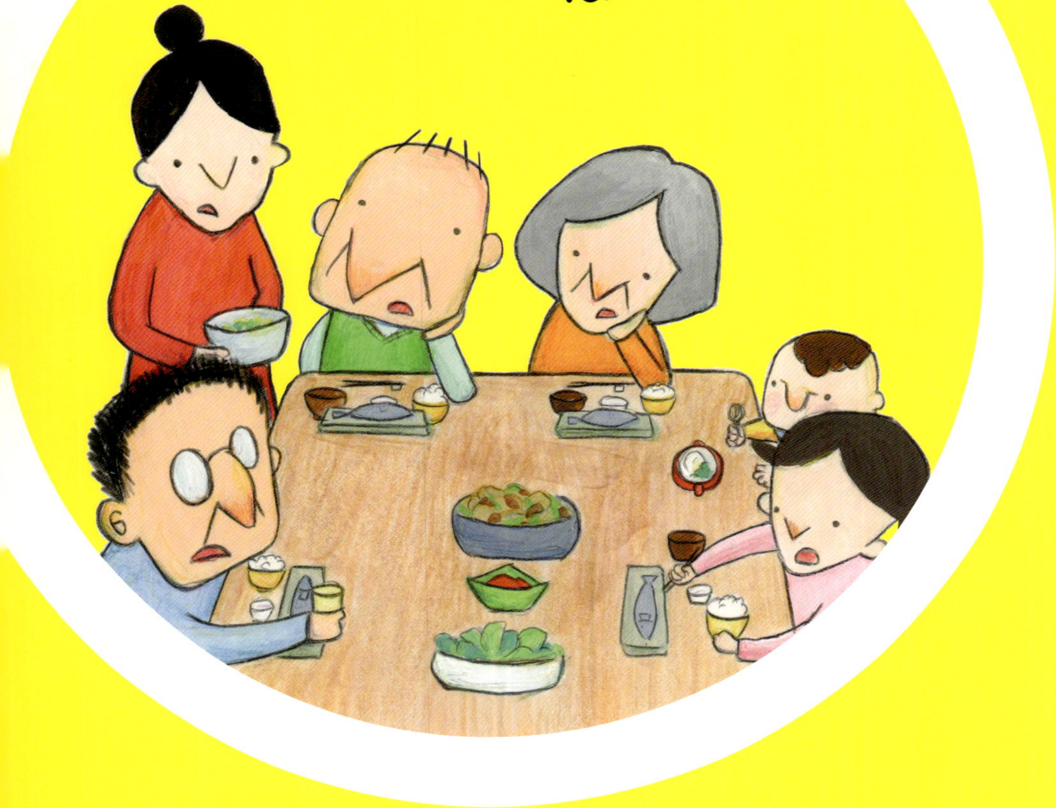

目次

加齢に伴い体力は低下します。さらに、自発的な運動もしなくなると、腕や脚、背中などの筋肉や筋力が減少します。このような現象は「サルコペニア」と呼ばれ、サルコペニアが進行すると健全な生活機能が損なわれます。

老化により全身の体力が衰えていくなかで、体力や健康を維持するために最も大切な器官は口腔です。口は、食べ物を噛んで飲み込む栄養摂取の入口です。また、会話・コミュニケーションの窓口で、健康長寿と生活の質を支える大きな役割を担っています。しかし、加齢とともに口腔にもサルコペニアは起きてしまいます。舌や口唇は筋肉でもあるので、加齢に伴いその機能が低下するのです。

これまで、口腔機能の低下は、病気として位置づけられてきませんでした。しかし、そのまま放置すると介護が必要な状態にもなりかねず、近年、「口腔機能低下症《こうくうきのうていかしょう》」という病名ができて、その診断基準が設定されました。口腔機能の低下は、自覚はありませんが50歳代の約半数に存在します。

口腔機能を健全に維持すれば、健康長寿に繋がります。もし、ご家族の食事や会話で気になることがありましたら、早期に歯科医院で検査・診断を受けられることをお勧めします。

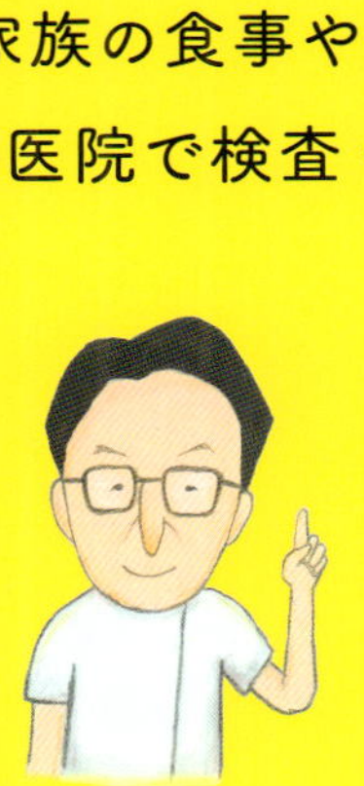

東京歯科大学 老年歯科補綴学講座
櫻井 薫

おばあちゃんも キライな 食べ物が ふえたの？

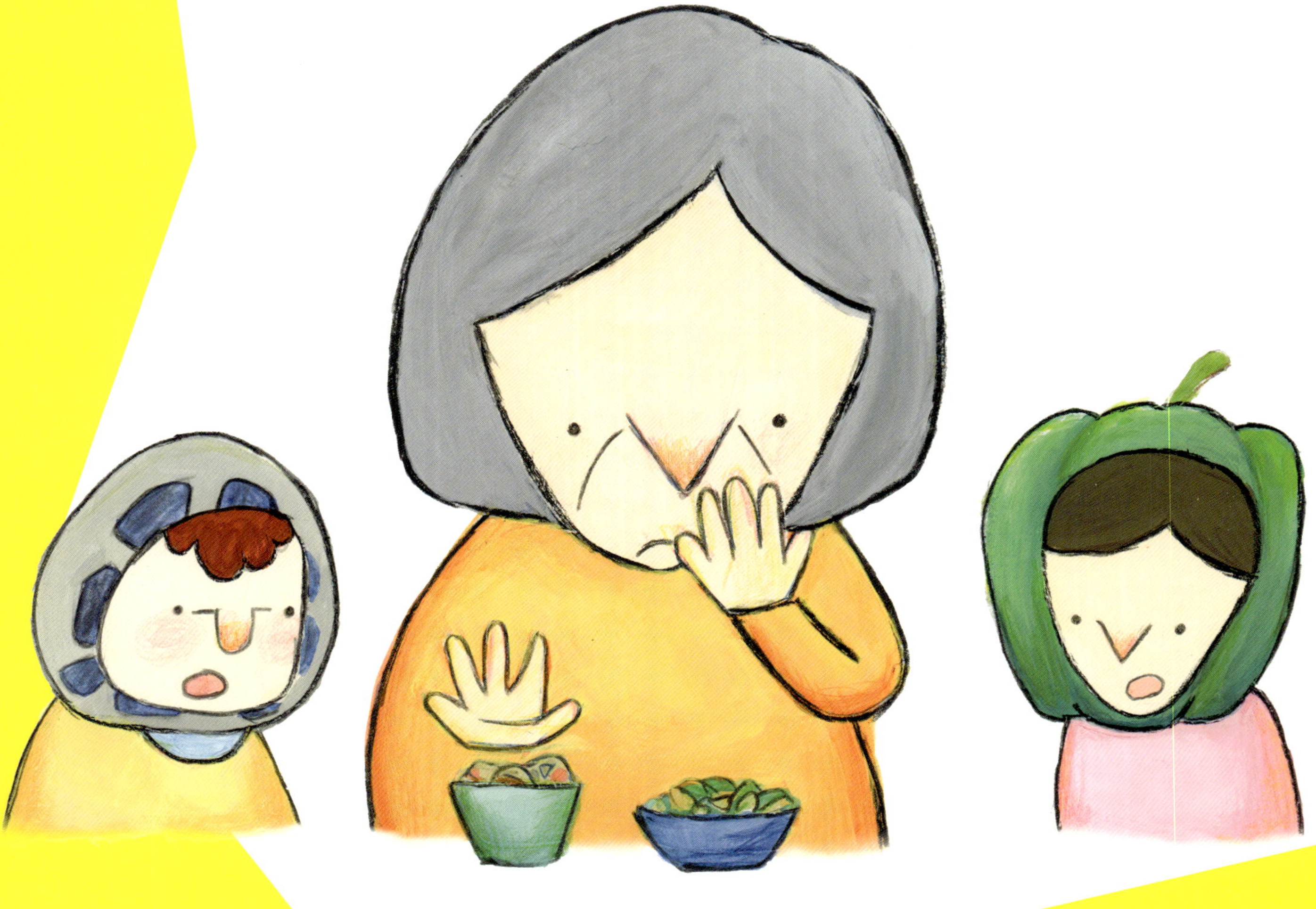

なんで？
好き嫌いはないけれど

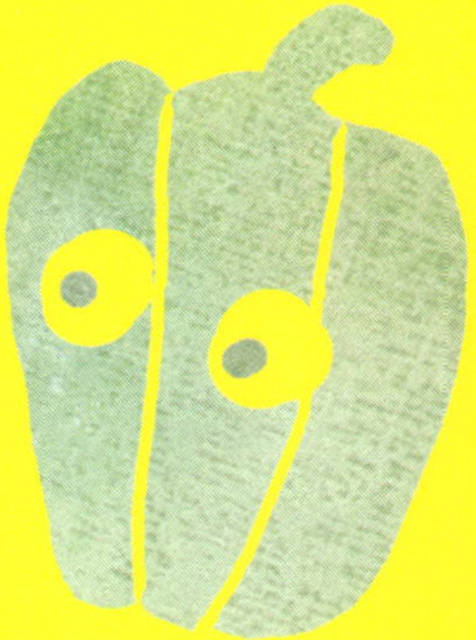

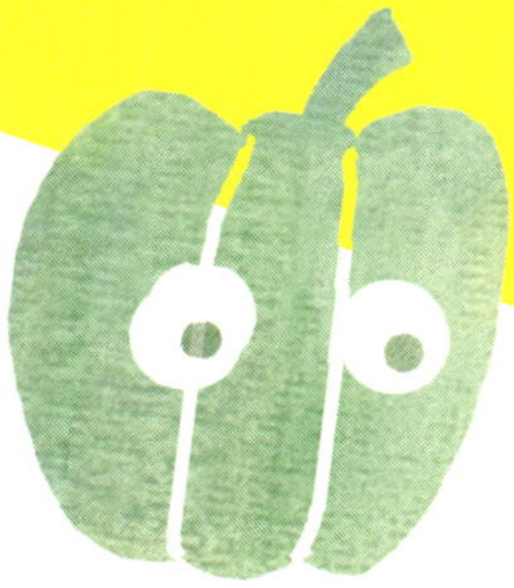

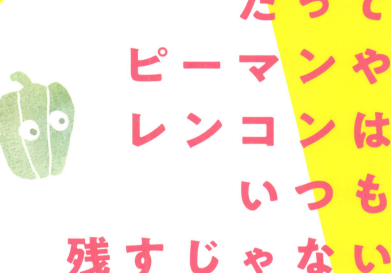

だって
ピーマンや
レンコンは
いつも
残すじゃない

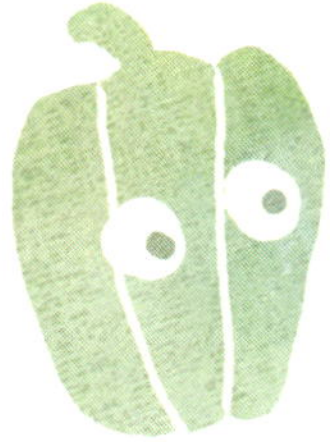

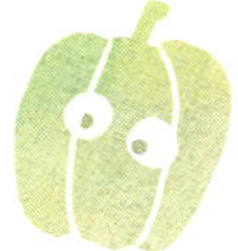

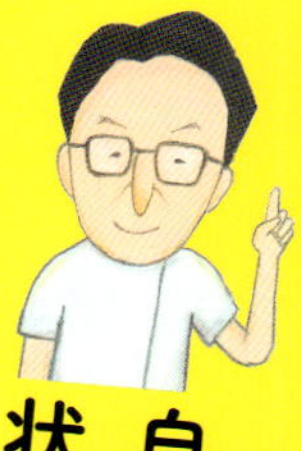

自分の歯や入れ歯の状態はどうですか。

咬合力低下、咀嚼機能低下

噛むカ（咬合力）や噛んで食べ物を細かくする能力（咀嚼機能）は**栄養摂取の要**です。

これらの能力が低いと、循環器系疾患やがん予防に重要な**抗酸化ビタミンや食物繊維**の摂取量が少なくなります。

加齢とともに口腔内環境が悪化すると、**噛めない食品**が増え、咀嚼機能が衰え、食欲も低下します。

また、多様な食品を摂取できなくなり、**低栄養、代謝量低下**のリスクも高まります。

咬合力や咀嚼機能の低下は、**全身に悪影響**を及ぼすので、早めに検査を受けて対応しましょう。

おばあちゃん
このごろ
赤ちゃんに
なったみたいだね

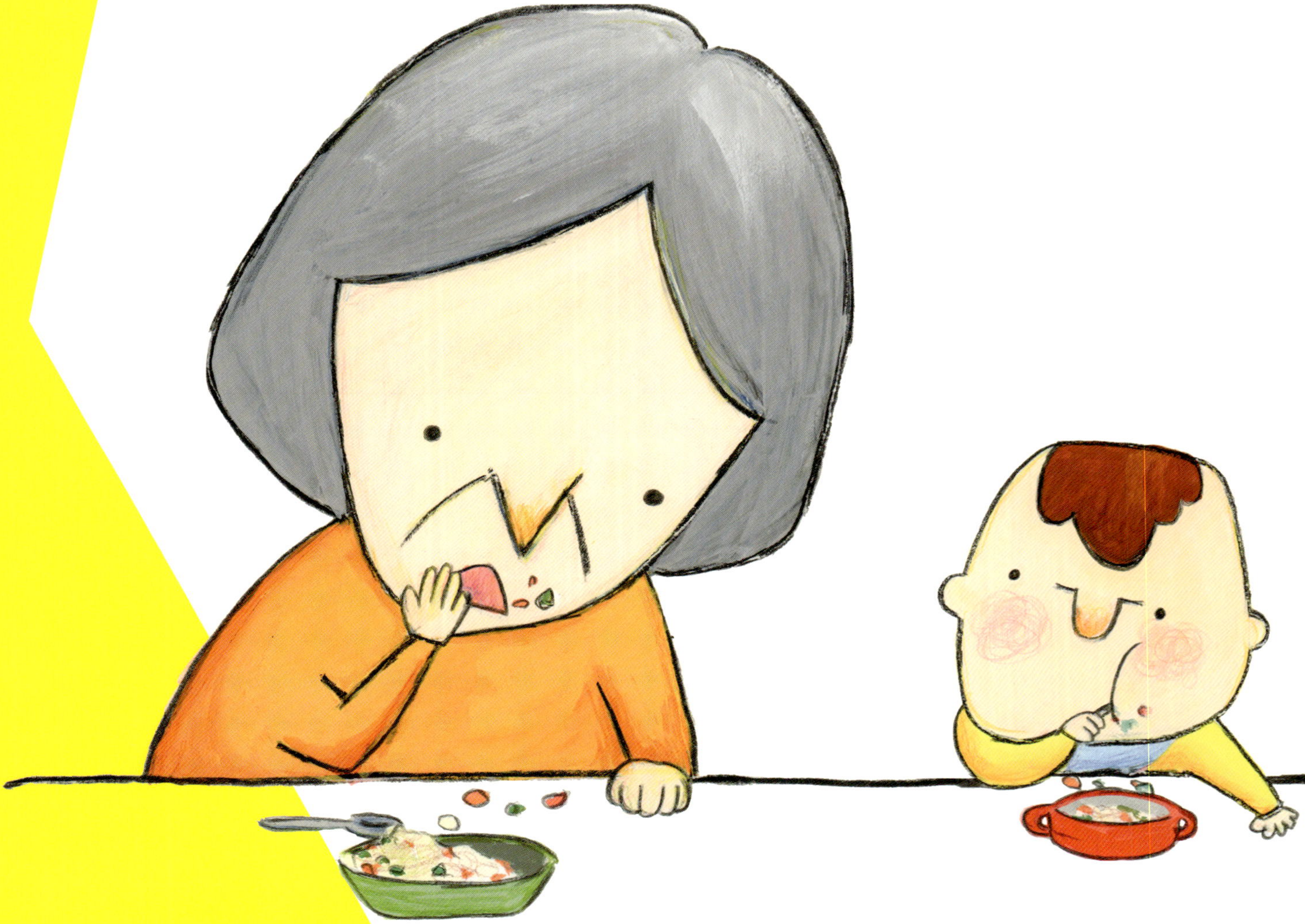

あら　どうして？

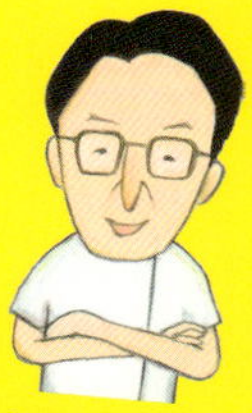

お口の動きが鈍くなっていませんか。

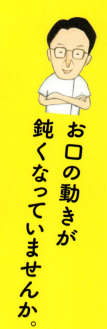

口唇運動機能低下

食べこぼしが多い、会話がもたつく、よだれが出る。

それは**「お口のサルコペニア」**かもしれません。

サルコペニアは、加齢に伴う筋肉量・筋力・身体機能の低下で、**舌や口唇の運動機能の低下**を生じます。パーキンソン病などの神経筋疾患がかくれていることもあります。

唇は、顎や頬と協調して動き、噛んだり、飲み込んだり、発音や呼吸などの大切な役割を担います。口唇の動きは、**加齢**とともに低下します。加齢による低下を早期に発見できれば**予防できる**ので、気になる方は歯科医師にご相談ください。

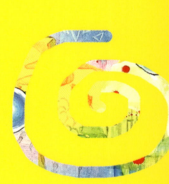

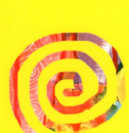

だって
ごはんのとき
ぼろぼろ
こぼしているよ

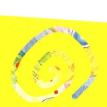

おじいちゃん
このごろ
ちゃんと
飲み込めないの？

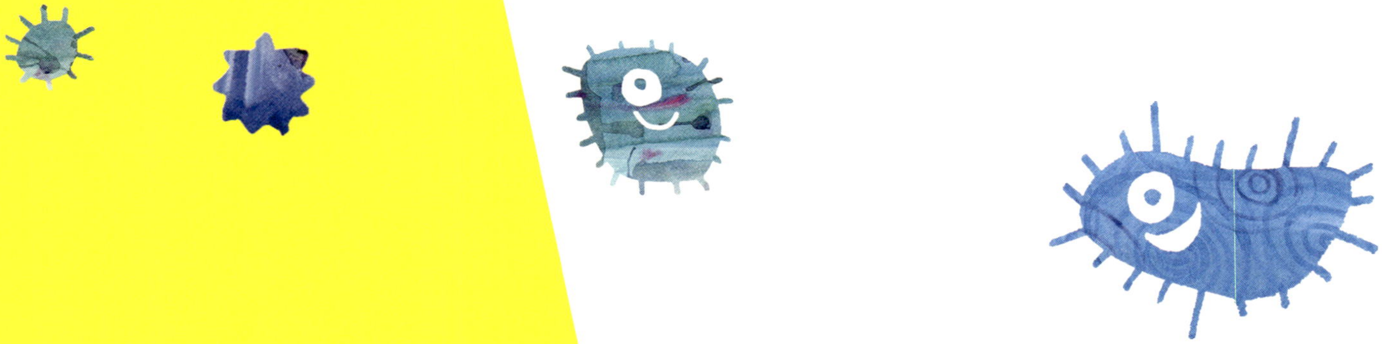

なんで　そうかな

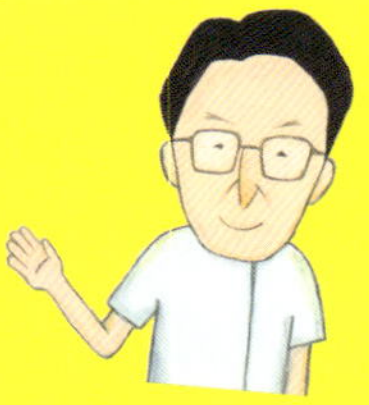

嚥下機能の低下は健康長寿を妨げます。

嚥下機能低下

食べ物を**上手に飲み込めない**のは嚥下機能の低下です。嚥下機能が低下すると食事がとりづらくなり、**低栄養や脱水症状**になったり、食べ物が喉につまる危険もあります。

また、命にかかわる**誤嚥性肺炎の原因**にもなります。

食事中にむせたり、**固形物が食べにくくなると**、時間をかけて噛まないと飲み込めないので、疲れて**食べる意欲もなくなり**ます。

口から食べることが苦痛になると**生命力も低下**します。

加齢とともに嚥下機能低下は起こり得ます。少しでも早く気づけば、予防が可能です。

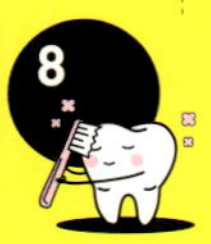

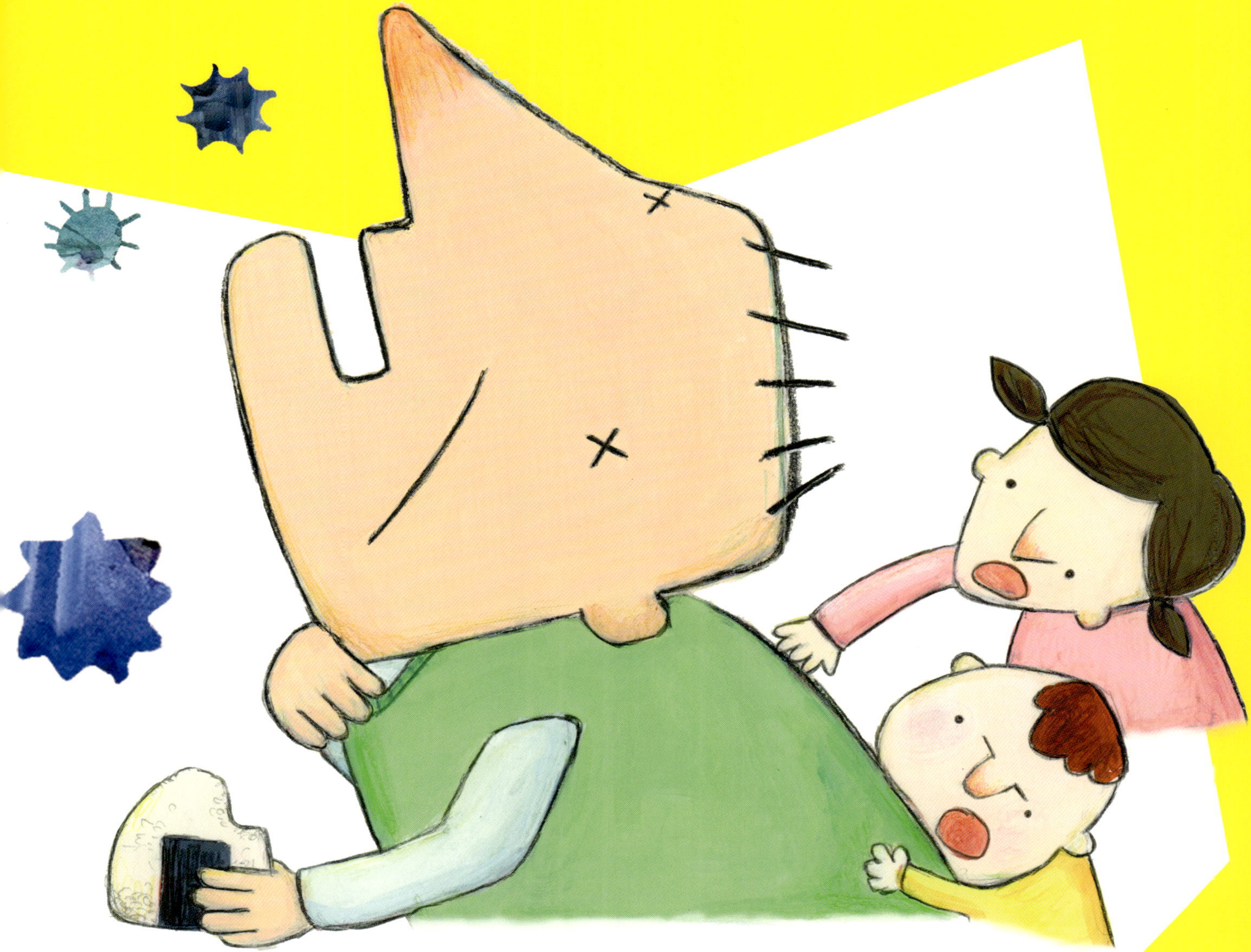

だって
食べるとむせたり
食べると疲れるって
よく言うよ

おばあちゃん
このごろ
ママのごはんが
おいしくないの？

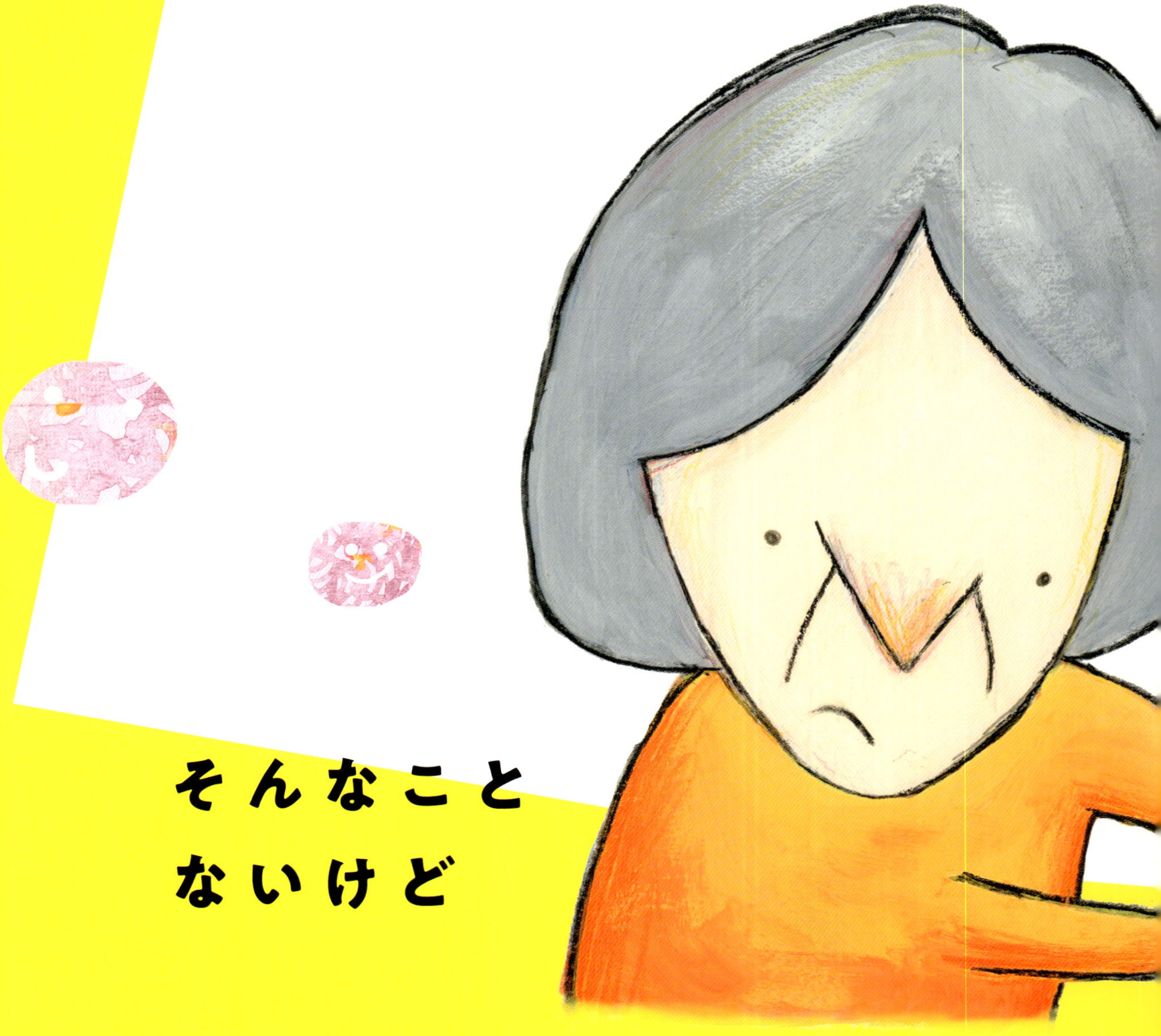

そんなこと
ないけど

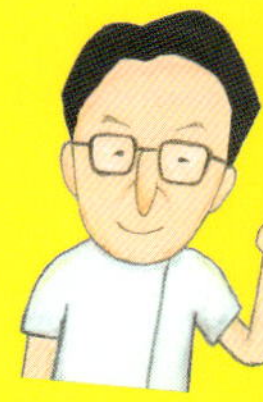

ひょっとしたら舌の働きが低下しているかも。

低舌圧、舌運動機能低下

舌は味覚を感じる、言葉を発するなどの働きとともに、**舌の圧力**により食べ物を**噛み砕きやすく移動**させ、**安全に飲み込むまで**の重要な働きを担っています。

高齢になって**舌圧が低下**すると、効率的に噛み砕くことができなくなり**飲み込むのに時間**がかかります。そのままだと十分な**栄養摂取ができない**ので、早期のリハビリテーションが必要です。

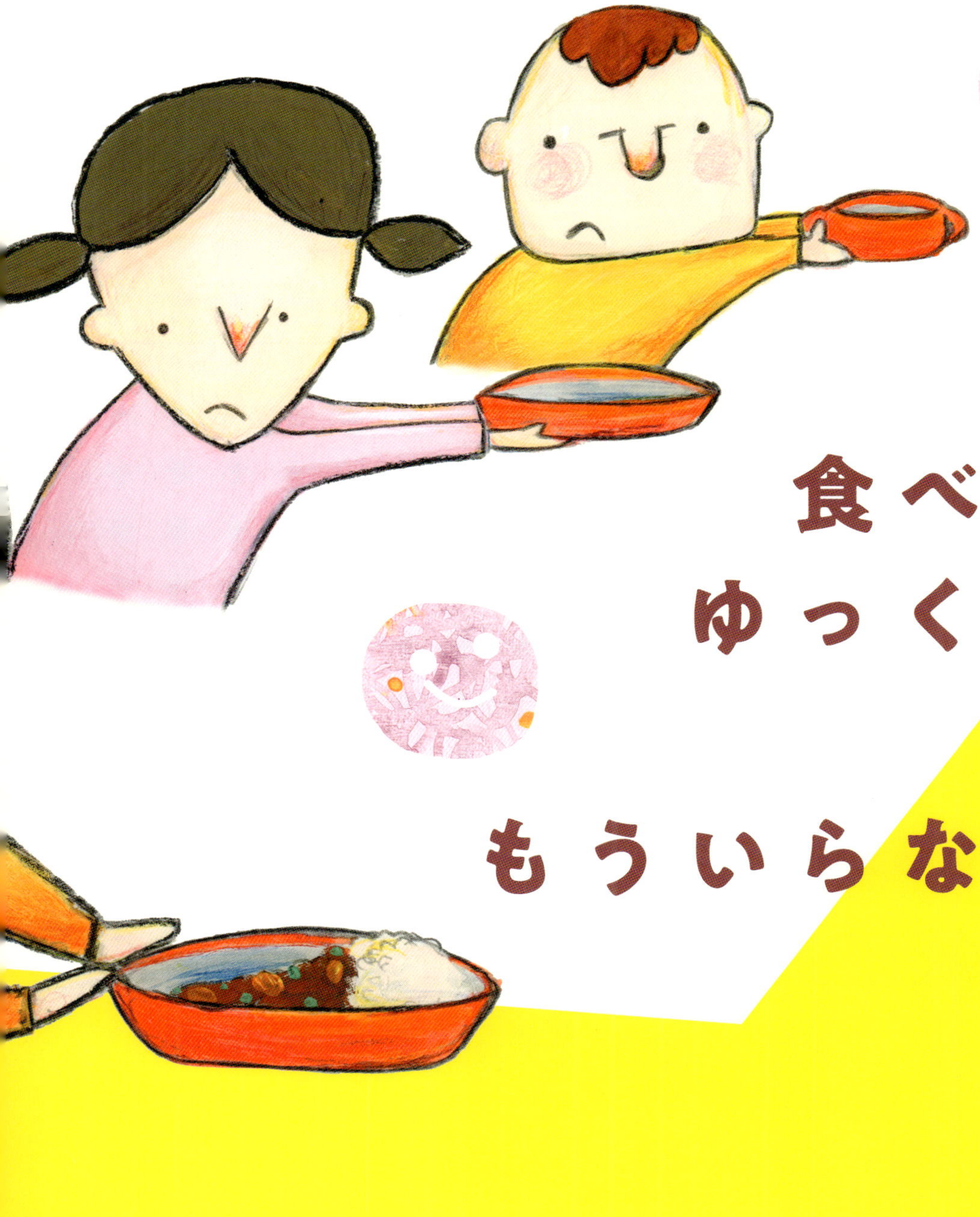

だって
食べるのが
ゆっくりだし
すぐに
もういらないって
言うよ

おじいちゃんと
話をすると
ほんと
疲れる

なんで　どしてや？

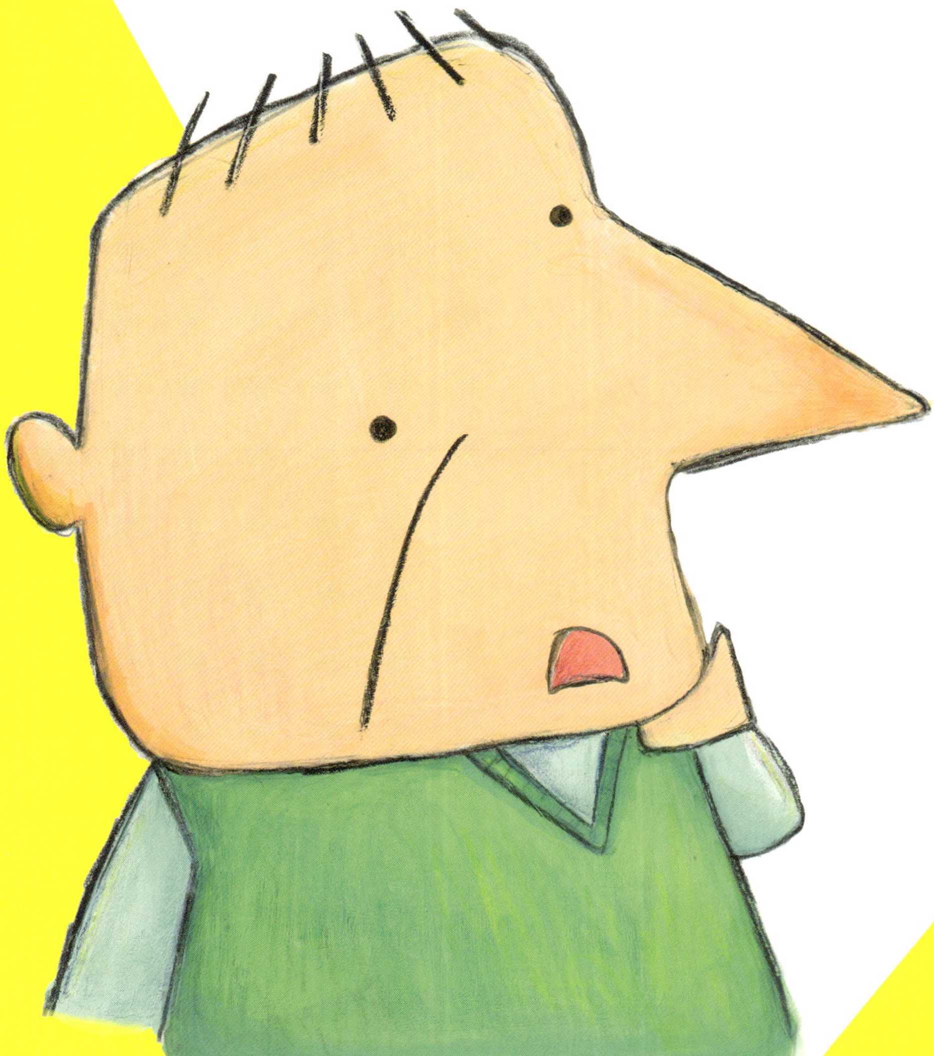

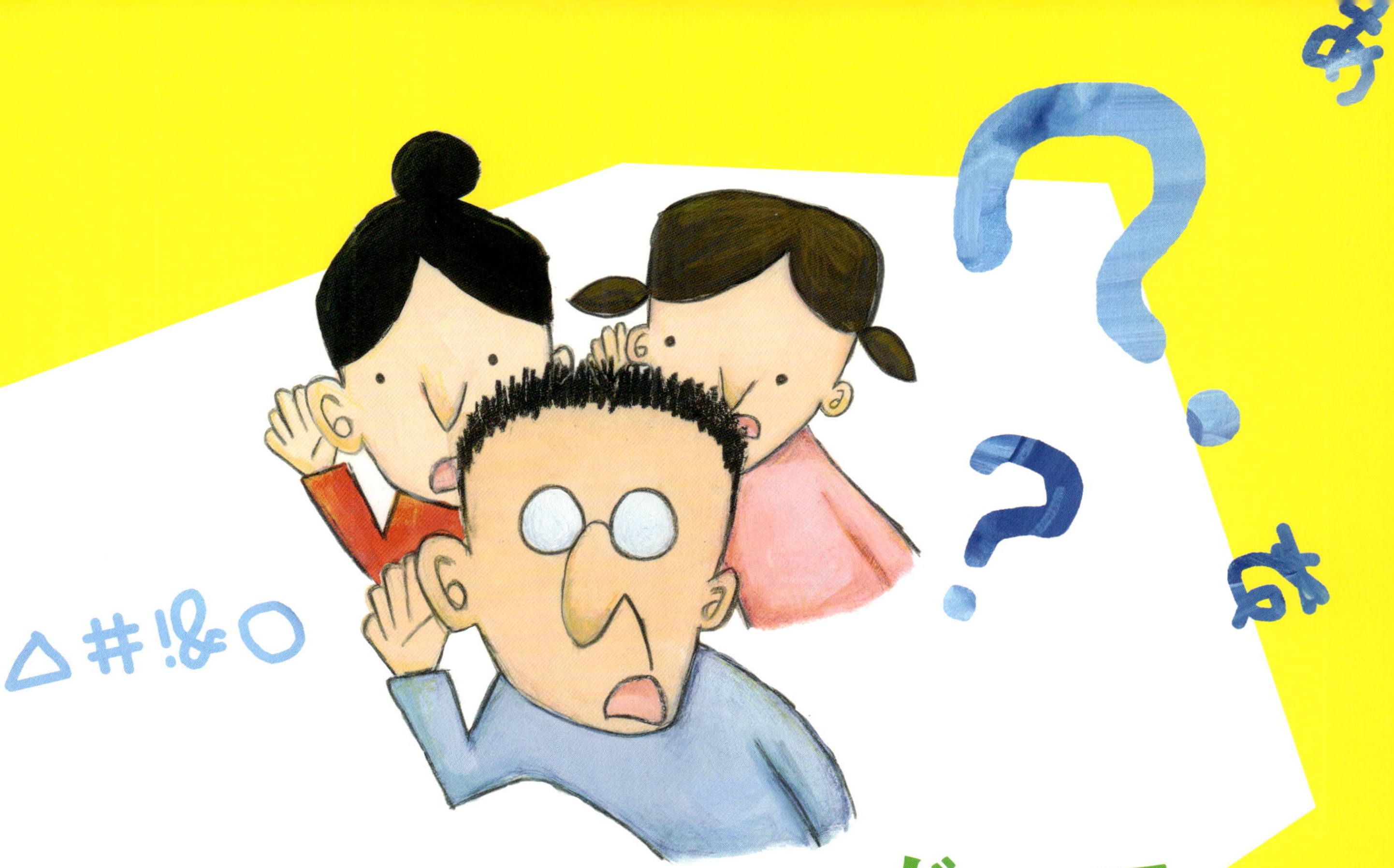

だって
なにを言っているのか
よく聞きとれないから

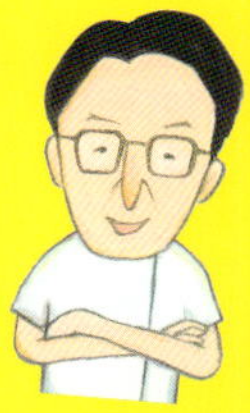

舌や唇の運動機能の低下かもしれません。

舌口唇運動機能低下

残っている歯が少ない、入れ歯が合わないなどの理由で、うまく発音できないことがあります。

しかし、お口のなかは問題ないのに**うまく話せない**のは全身疾患や加齢からくる**口腔周囲筋の老化**による**舌口唇運動機能低下**かもしれません。

舌と唇は口腔周辺の組織と協調して運動し、噛んだり、飲み込んだりはもとより、発音や呼吸といったコミュニケーションを含めて**生活の質**を保つ重要な機能を担っています。**舌口唇運動機能の低下**は、食べたり話したりする**基本的な生活機能**が衰えてくるので、聞き返されることが増えてきたら、歯科医師にご相談ください。

おじいちゃん
あんまり近くで
おはなし
しないで

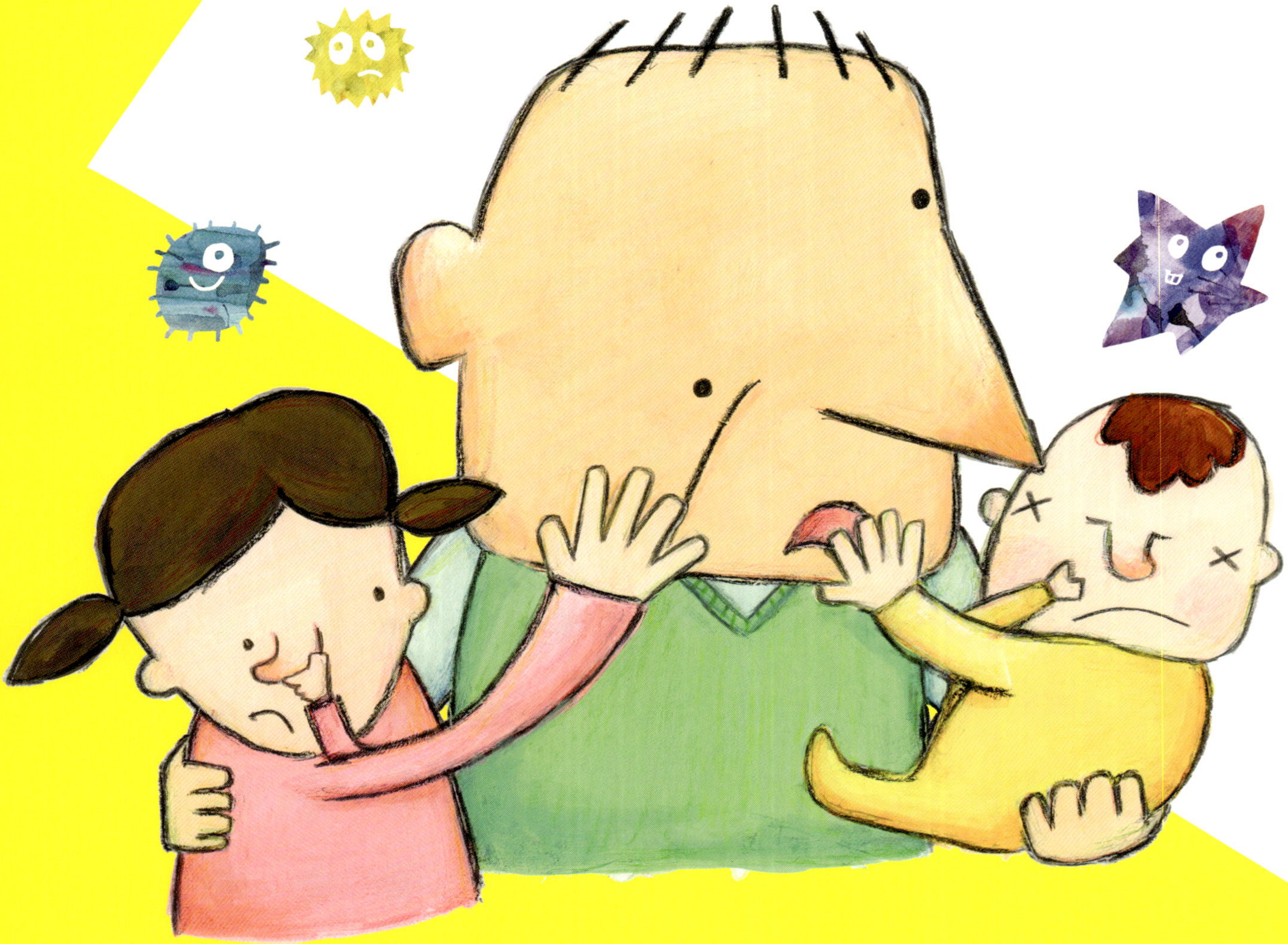

なんで　どうして

口臭や口の汚れは危険信号です。

口腔不潔

体内に棲む微生物で有名なのは腸内細菌ですが、腸内細菌が一〇〇～二〇〇種類なのに対して、**口腔内細菌は七〇〇～八〇〇種類**も棲んでいます。健康だとよい菌と悪い菌がバランスを保ち、口が臭くなりません。

でも、**歯みがきや舌みがき、入れ歯みがきが上手にできなくなったり、歳をとって口が渇いたり、口の動きが悪くなったりする**と細菌が増えて、悪い菌の力が強くなります。

不適切な口腔ケアは、むし歯や歯周病を悪化させるだけでなく、口臭も強くなります。また、歯がなくても**舌はたいへん汚れが付きやすく、**取りにくいのです。

口の汚れは、**死に直結する誤嚥性肺炎**のリスクも高めます。

だって
お口がくさくて
ぼくのオハナが
まがっちゃいそうだよ

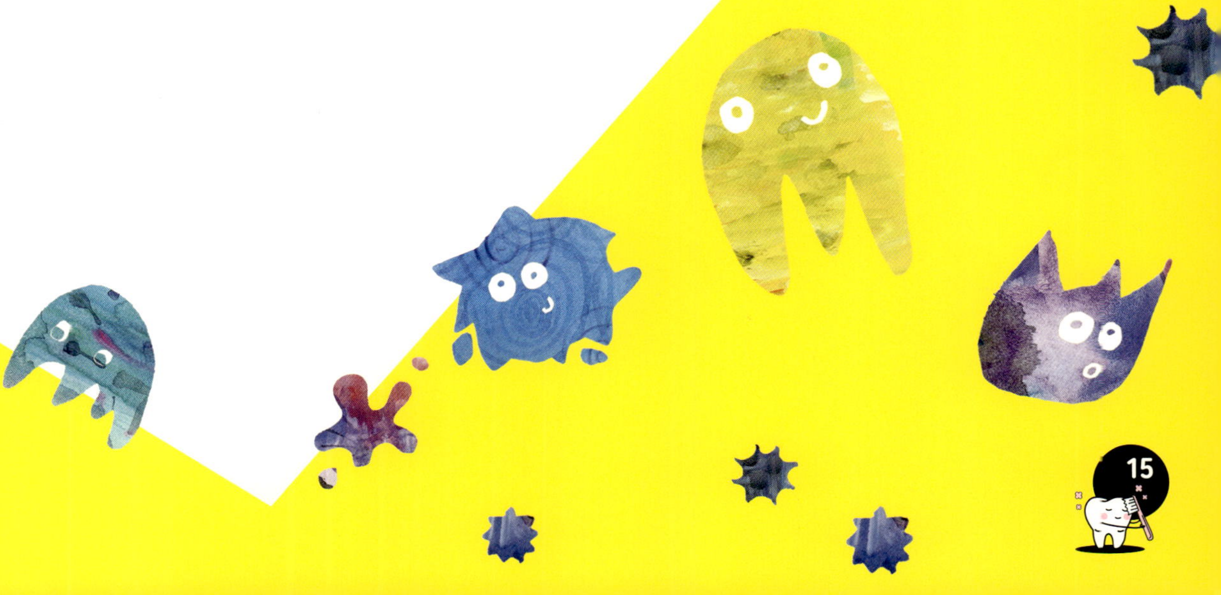

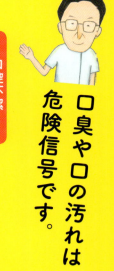

おじいちゃんって
いつも
のどが
渇いているの？

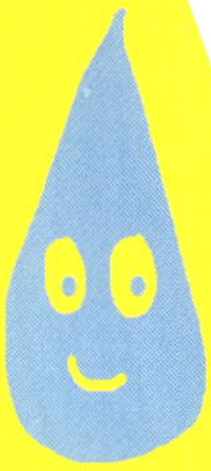

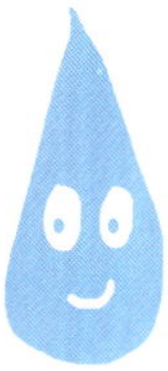

なんで？

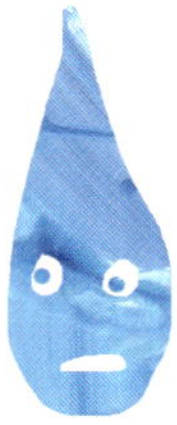

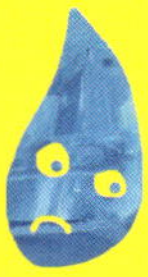

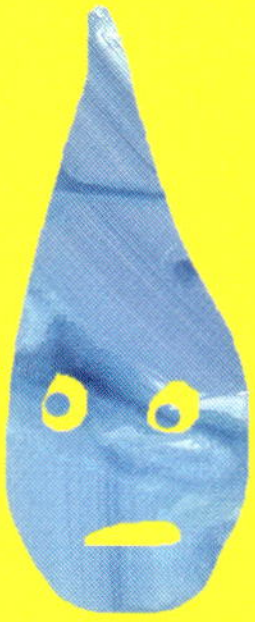

だって
話しにくそうだし
ごはんも
水がないと
食べにくそうだから

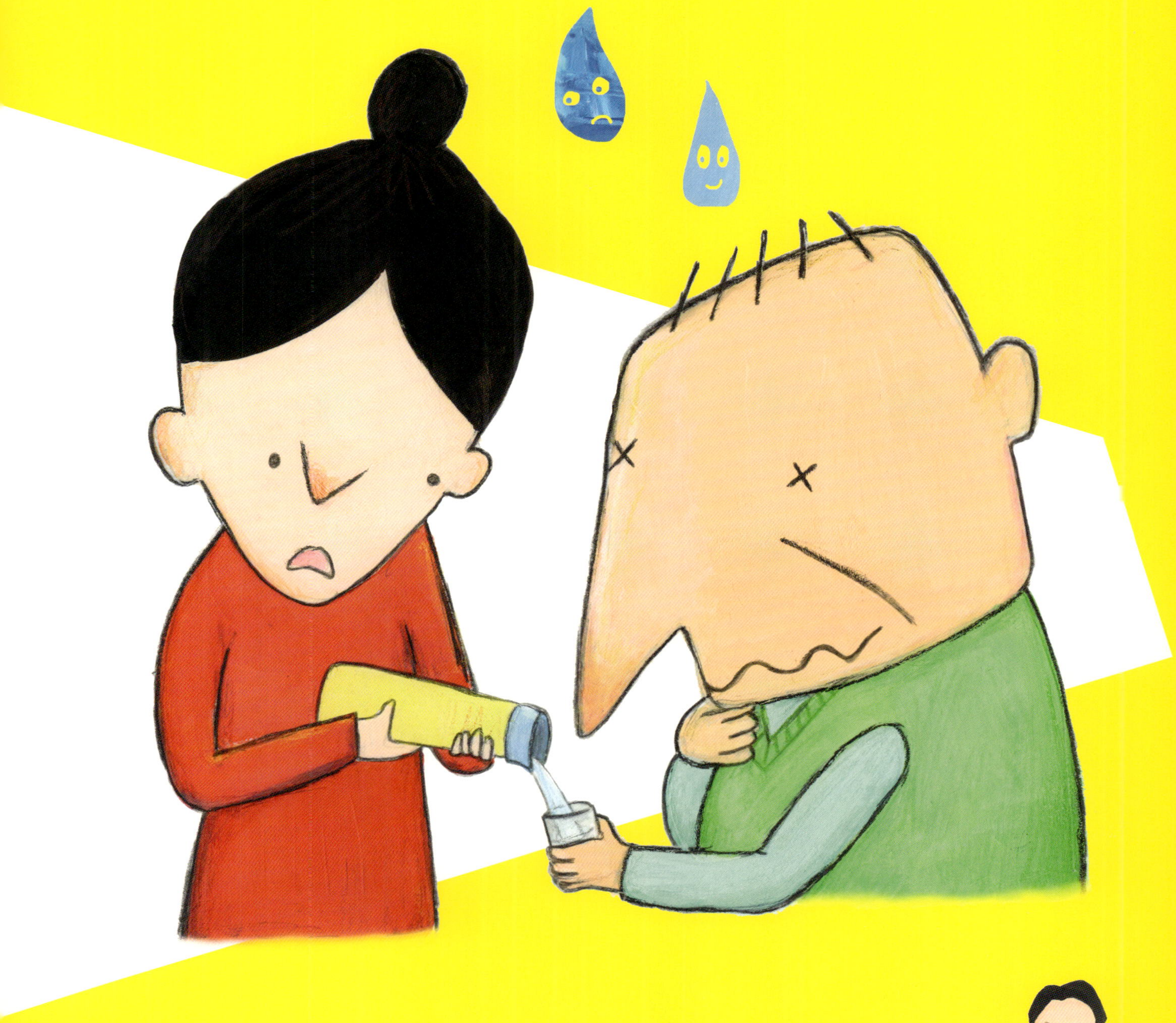

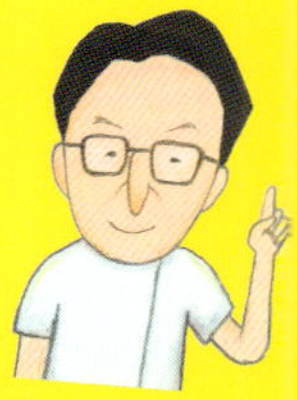

口の渇きを放置してはいけません。

口腔乾燥

唾液には、**消化作用・粘膜保護作用・抗菌作用**があります。

口腔乾燥は、唾液が減少する病態で、ひどくなると、舌がヒリヒリする、味覚がおかしいなどの症状が生じます。また、**唾液が減ると細菌が増えて**むし歯や歯周病も悪化し、**口臭も強く**なり、食事や会話もしづらくなります。

原因は、唾液腺の老化や糖尿病、腎不全、**薬の服用による副作用**など、多くの要素が絡み合っています。消化器障害や**肺炎などの感染症のリスク**も高めますので、原因を突き止めて対処することが必要です。

ここまでの内容で1つでもあてはまる項目があったら

口腔《こうくう》機能《きのう》低下《ていか》症《しょう》

の疑いがあります!

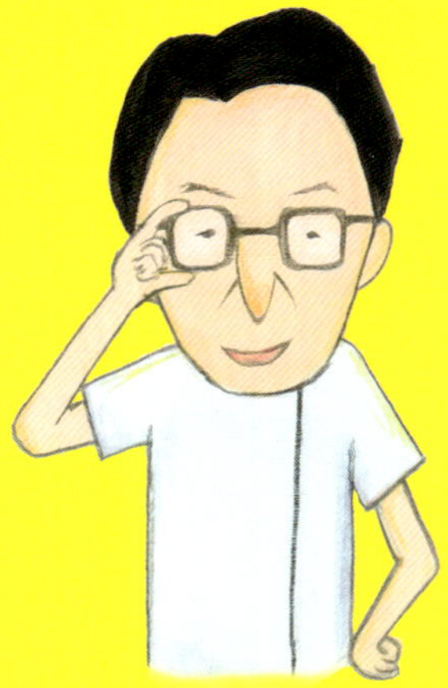

50歳代から、加齢だけではなく、疾患や障害などのさまざまな要因によって口腔機能が低下します。口腔機能の低下を放置していると、いずれ口から食べることが不自由になり、全身の健康に悪影響を及ぼしてしまいます。そのような症状に陥る手前の状態で、口腔機能をリハビリテーションして、健康長寿を達成していただきたいと思います。
もし、ご家族のどなたかにここまでの内容で1つでもあてはまる項目があるようなら、口腔機能低下症が疑われます。そのための診断基準が、右の口腔機能低下症の7項目です。早めに対応されるほど口腔機能の状態は改善できますので、現在、受診されている歯科医院で簡単な検査を受けられることをお勧めします。

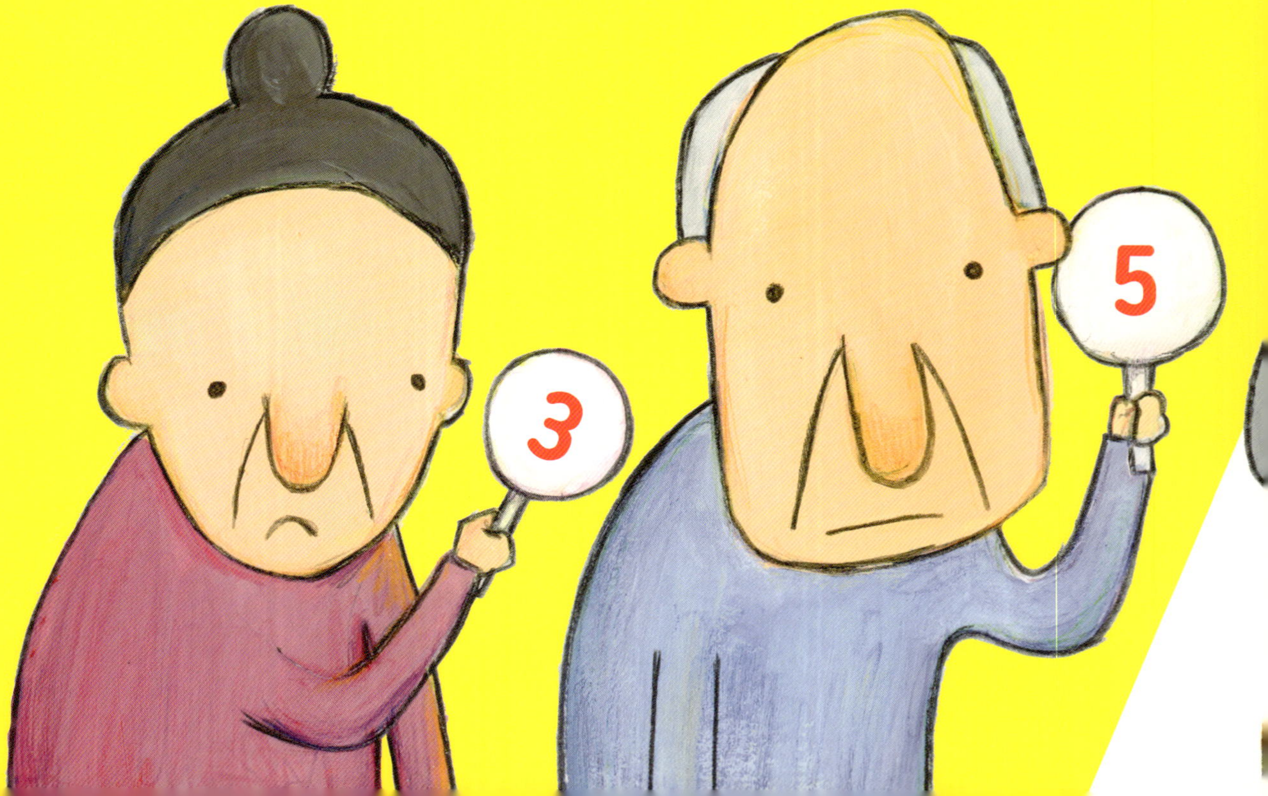

口腔機能低下症では
7つの診断基準を設けています。

①口腔不潔（口腔衛生状態不良）
②口腔乾燥
③咬合力低下
④舌・口唇運動機能低下
⑤低舌圧
⑥咀嚼機能低下
⑦嚥下機能低下

前半でご紹介した事例は、上記の項目に
該当する内容です。

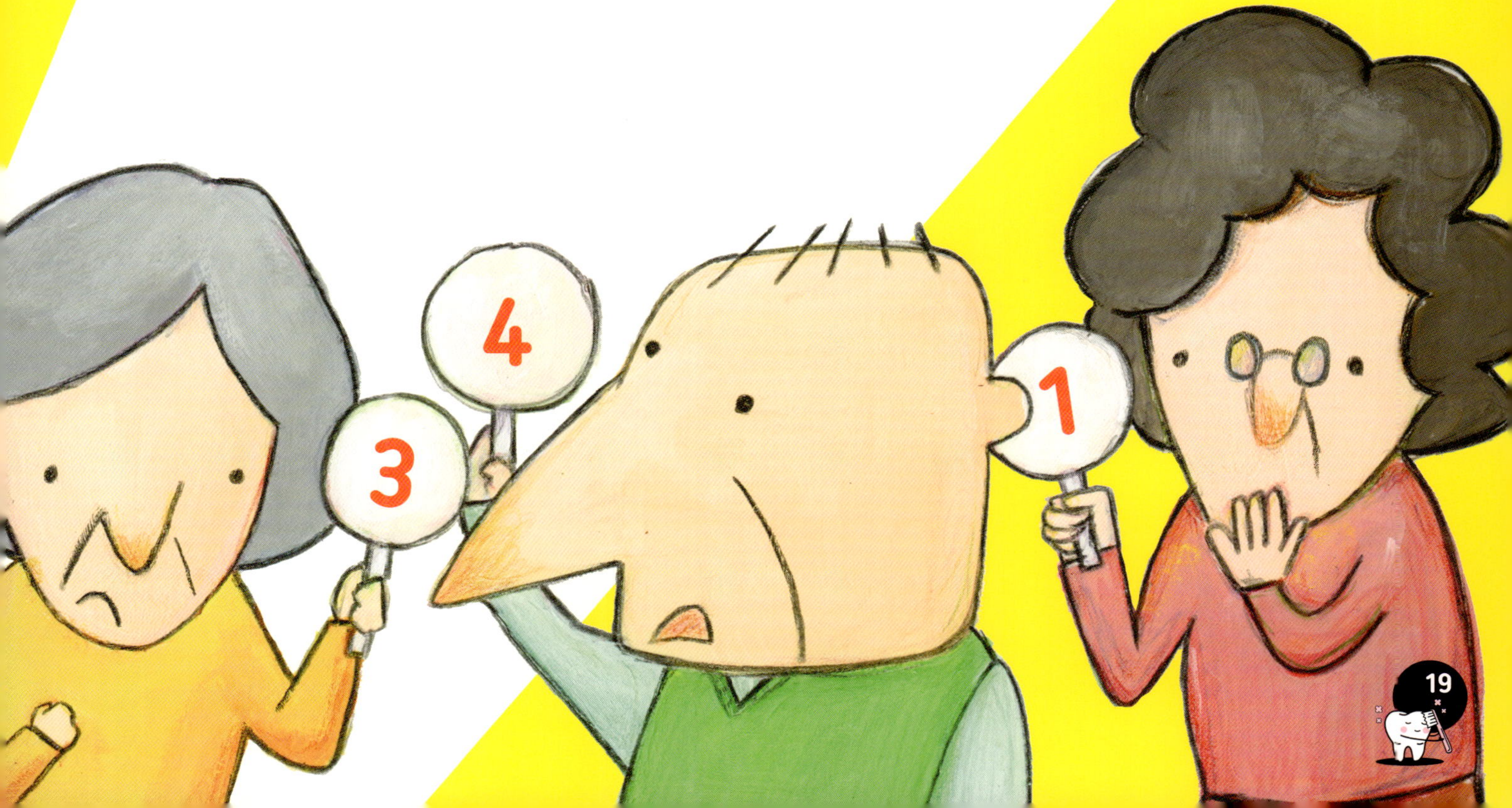

Q&A

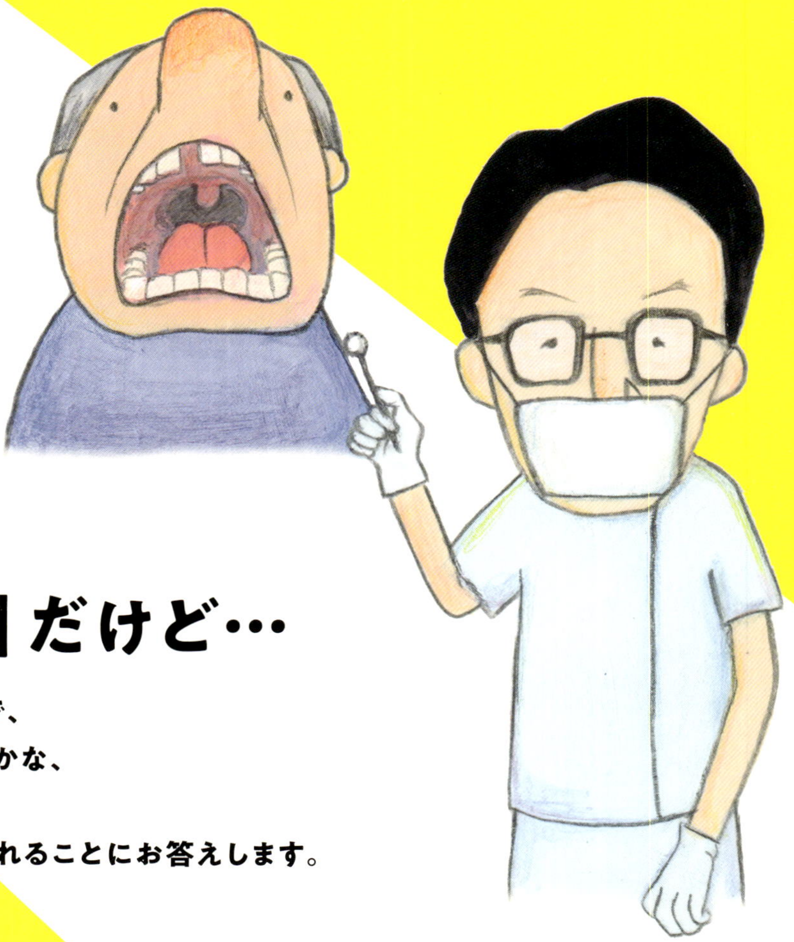

ちょっと気になる
「口《こう》腔《くう》機《き》能《のう》低《てい》下《か》症《しょう》」だけど…

この本をご覧になって、ご本人やご家族で、
ひょっとしてお口の機能が低下しているのかな、
と思われている方もいるでしょう。
そこで、患者さんやご家族からよく質問されることにお答えします。

Q1. 検査は、特別な場所で行わなければならないのですか？ また、時間とお金がかかるのではないでしょうか？

A. 検査というと、大学病院など大きな総合病院をイメージされるかもしれませんが、この本をご覧になっている歯科医院でも行えます。苦痛のない簡便なもので、検査時間も15分程度です。
また、多くの方が費用の心配をされますが、「口腔機能低下症」は新たな疾患として2018年４月から保険適用となり、健康保険の範囲内で行えるので、安心して検査を受けてください。

Q2. 最近、むせたり、口が渇くのですが、自然に治ることはないですか？

A. 「口腔機能低下症」は、むし歯や歯周病など従来の歯科疾患とは異なります。加齢はもとより、全身疾患や障害などさまざまな複合的な要因によって口腔機能の低下が現れる病態なので、自然に治ることは極めて稀です。そのまま放っておくと、お口にかかわる筋力などが低下して食事もしづらくなり、全身の健康に必要な栄養摂取にも支障が出てきます。
したがって、ちょっとおかしいなと感じたら、早めに検査をして適切な管理とリハビリテーションを受けてください。何ごとも早期発見が大切です。

Q3. いくつかの口腔機能が低下していると診断されたのですが、元に戻ることはないのですか?

A. 歯科医師や歯科衛生士が適切に対応すれば、悪化させずに現状を維持する、あるいは以前のように回復させることは可能です。ただ、口腔機能の低下は、むし歯の治療のようにチェアーに座って治療を受ける疾患ではありません。歯科医師による適切な管理と計画のもとで、患者さん自身が自覚してリハビリテーションを持続することが大切なので、歯科医師や歯科衛生士と一緒に頑張って回復に努めてください。

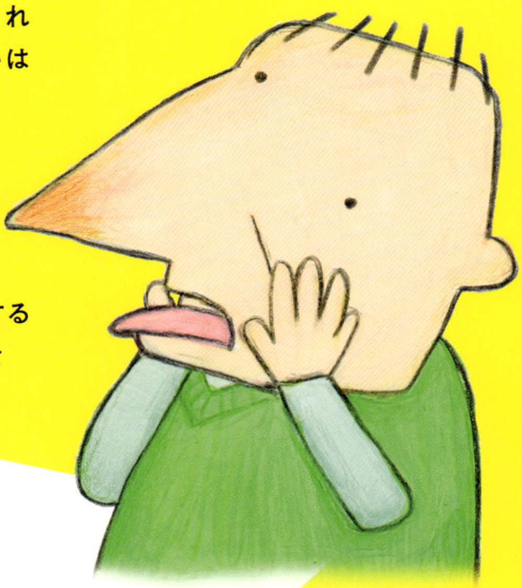

Q4. まだ50歳代で高齢者ではありません。ひとつふたつ思い当たっても年齢的には大丈夫ですよね?

A. たしかに「口腔機能低下症」は、60歳以上の高齢の方が多く、60歳代で６割、70歳代で８割、80歳以上の方ではほとんどが対象になります。しかし、東京歯科大学 老年歯科補綴学講座の調査によると、40歳代で４割弱、50歳代で５割の方が何らかの口腔機能の低下を発症しています。ですから、若いから大丈夫というわけではないので、気になったらかかりつけの歯科医師にご相談ください。

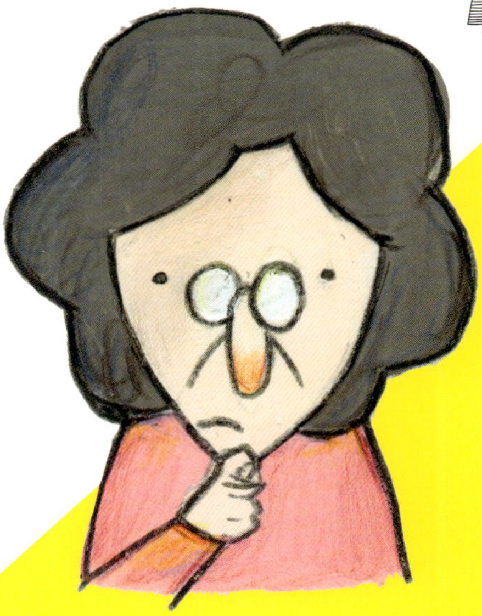

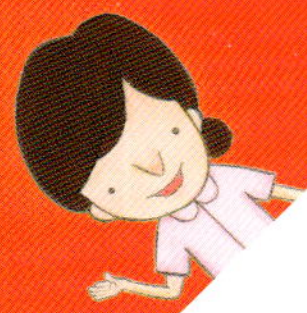

オーラルフレイルと口腔機能低下症
老化により口腔機能の低下が進行する

新病名となった口腔機能低下症

かつては、口腔機能の低下に対する明確な定義がありませんでした。そのようななかで、「オーラルフレイル」という考え方も登場し、臨床現場ではその対応に苦慮してきました。しかし、その間も高齢化は進み、2025年には団塊世代が後期高齢者となり、国民の３人に１人が65歳以上、５人に１人が75歳以上という、経験したことのない超高齢社会に突入します。

高齢者の増加は、口腔機能が低下した国民の増加も意味します。そこで、「口腔機能低下症」を疾病として定義して、医療対応しなければならない、という考えのもと、2018年４月に新たな病名として認められ、保険適用にもなりました。

口腔機能低下症の概念図

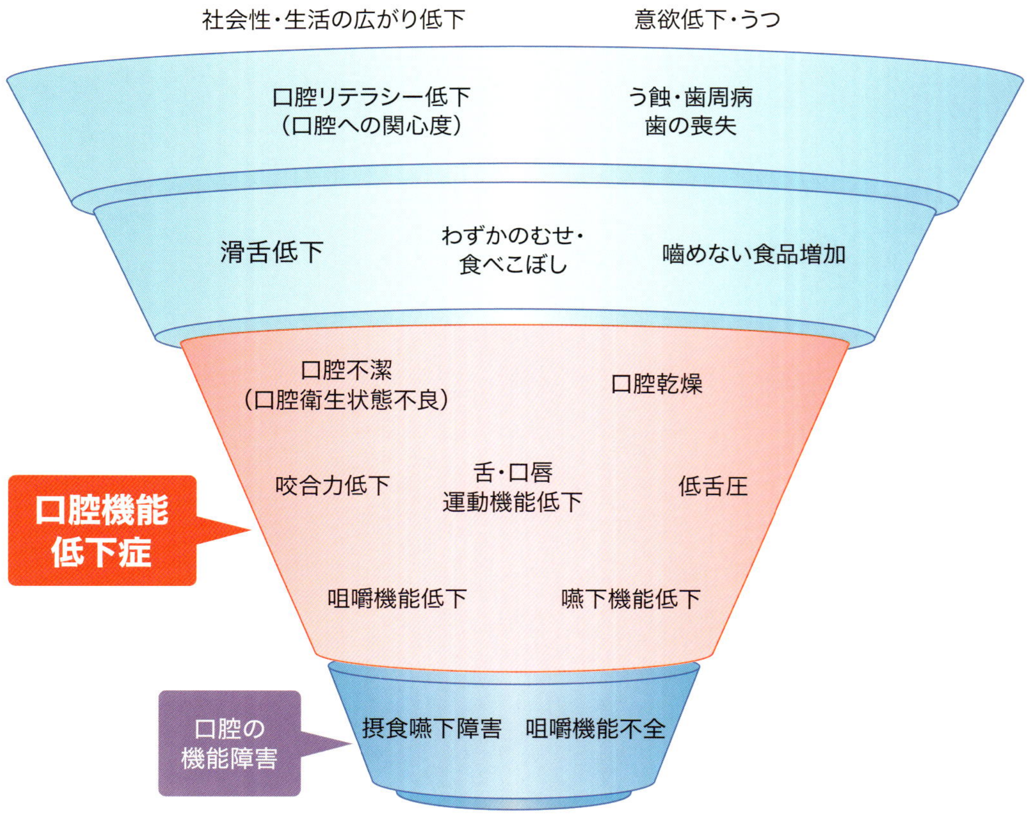

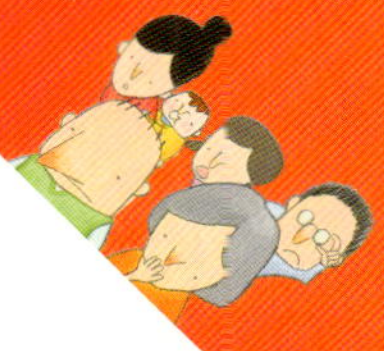

オーラルフレイルと口腔機能低下症

オーラルフレイルは、わずかなむせや食べこぼし、滑舌の低下といった口腔機能が低下した状態を示す、国民の啓発に用いられる用語（キャッチフレーズ）です。一方、口腔機能低下症は、検査結果を元に診断される疾患名です。したがって、オーラルフレイルと口腔機能低下症の状態は、当然ながらオーバーラップされる部分が多く、区別されるものでもありません。

オーラルフレイルの用語を使って、広く国民に口腔機能の重要性と口腔機能低下の早期発見の大切さを周知して、歯科医院で口腔機能低下症の検査を受けてもらうことが大切です。

口腔機能低下症の診断基準

症状	歯科医院でのおもな検査	診断基準
口腔不潔 （口腔衛生状態不良）	舌苔付着程度	Tongue Coating Index（TCI） 50%以上
口腔乾燥	口腔粘膜湿潤度	粘膜湿潤度27未満
	唾液量	サクソンテスト２g/２分以下
咬合力低下	最大咬合力	デンタルプレスケールⅡ値 500N未満
	残存歯数	20本未満
舌・口唇運動機能低下	オーラルディアドコキネシス （/pa/、/ta/、/ka/）	パ・タ・カの発声がどれか1つでも ６回/秒未満
低舌圧	最大舌圧	舌圧30kPa未満
咀嚼機能低下	グミ咀嚼後の グルコース容出量	グルコース濃度100mg/dL未満
	グミ咀嚼後の 視覚的粉砕度判定	咀嚼能率スコア法0、1、2
嚥下機能低下	嚥下機能の質問	嚥下スクリーニング検査「EAT-10」 ３点以上
		聖隷式嚥下質問紙でAが１項目以上

口腔機能低下症
検査と評価のポイント

口腔不潔 ―― 舌苔の付着程度で口腔衛生状態を評価する

舌は味覚を感じるだけでなく、会話、咀嚼、嚥下など多くの働きをします。舌は動きが活発なので、健康なら舌苔が増えることはありません。しかし、動きが低下すると、舌乳頭の隙間に細菌や汚れが溜まって舌苔が増殖します。

舌苔の増殖は、口腔乾燥や舌口唇運動機能低下とも関係してくるので、視診によるTongue Coating Index（TCI）を用いて舌苔の付着程度で口腔不潔を評価します。

舌の表面構造

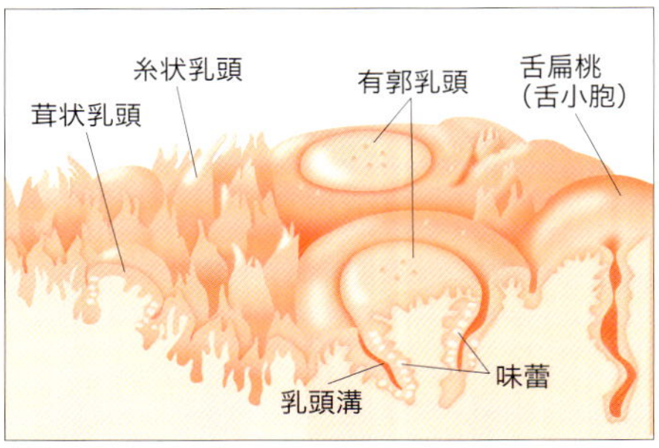

1　舌は横紋筋という筋肉のかたまりで、その表面には舌乳頭の突起で被われています。突起の隙間は細菌、剝がれた上皮、食べかすなどが溜まりやすくなります。（相磯貞和［訳］：ネッター解剖学アトラス　原書第4版．南江堂，東京，2007より引用改変）

TCIによる検査

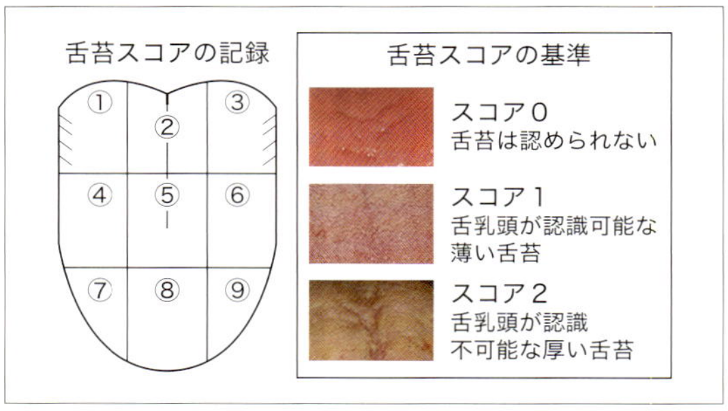

2　舌苔スコアの記録
舌表面を９分割して各エリアの舌苔付着程度を３段階で評価します。

●舌苔スコアの基準

スコア０：舌苔は認められない

スコア１：舌乳頭が認識可能な薄い舌苔

スコア２：舌乳頭が認識不可能な厚い舌苔

TCI＝スコアの合計（0〜18点）／18×100＝____％

口腔乾燥

口腔水分計による検査

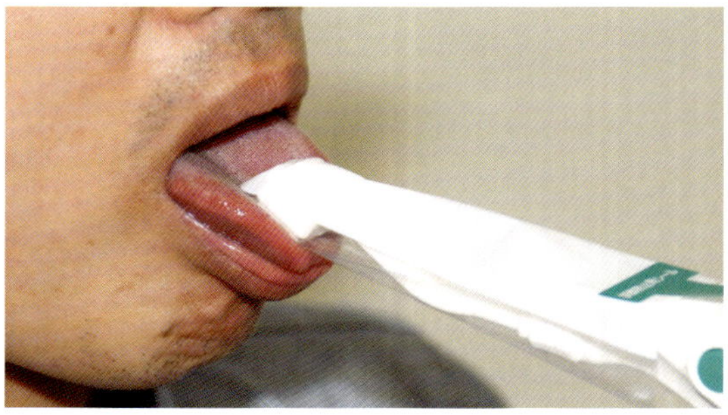

3　口腔水分計（ムーカス／ライフ）を用いて舌尖から約10㎜の舌背中央部で口腔粘膜湿潤度を計測。測定値27.0未満を口腔乾燥とします。または、医療ガーゼを２分間一定の速度で噛み、ガーゼに吸収される唾液重量を測定（サクソンテスト）。２ｇ以下の重量増加を口腔乾燥とします。

咬合力低下

感圧シートによる検査

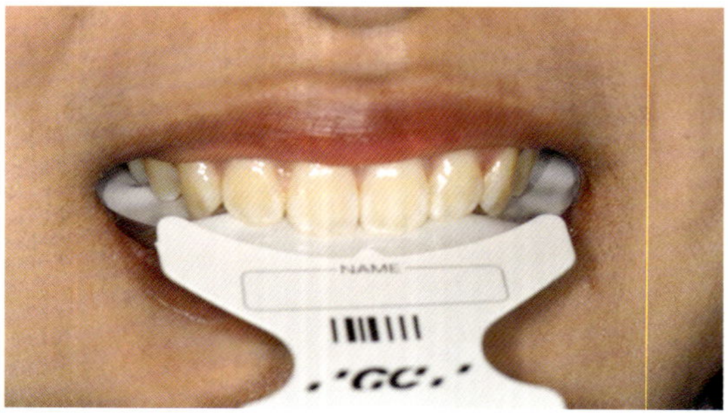

4　感圧シート（デンタルプレスケールⅡ／ジーシー）を用いて咬頭嵌合位で３秒間クレンチング時の歯列全体の咬合力を計測。その値が500N未満を咬合力低下とします。残存歯数による評価では、残存歯数が残根と動揺度３の歯を除いて20本未満を咬合力低下とします。

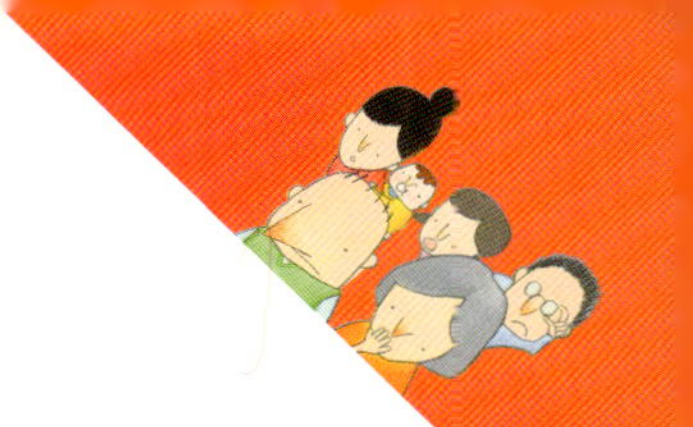

舌・口唇運動機能低下

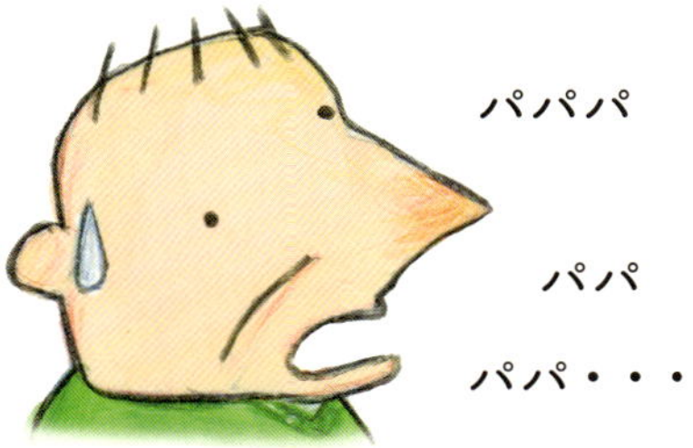

5 舌や唇の動きは、構音速度を測定するオーラルディアドコキネシスで評価。/pa/、/ta/、/ka/それぞれを連続して発音し、各音節の5秒間での発音回数で計測して、/pa/、/ta/、/ka/いずれかの１秒当たりの発音回数６回未満を舌・口唇運動機能低下とします。

低舌圧

舌圧測定器による検査

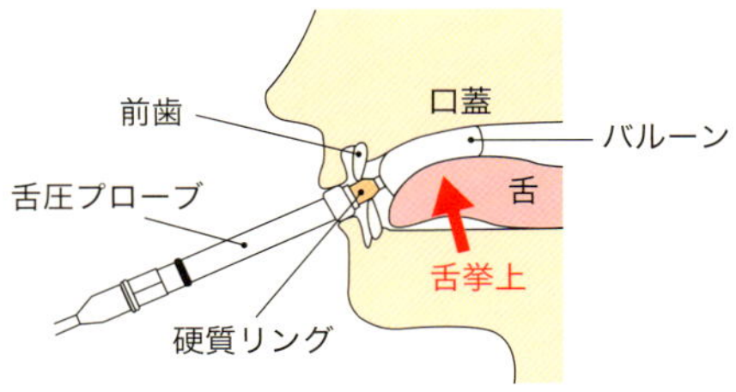

6 舌圧は、舌圧測定器（JMS舌圧測定器：ジェイ・エム・エス／ジーシー）に繋げた舌圧プローブを、舌と口蓋の間で最大の力で数秒間押し潰してもらって最大舌圧を計測。舌圧が30kPa未満を低舌圧とします。

咀嚼機能低下

グルコセンサーによる検査

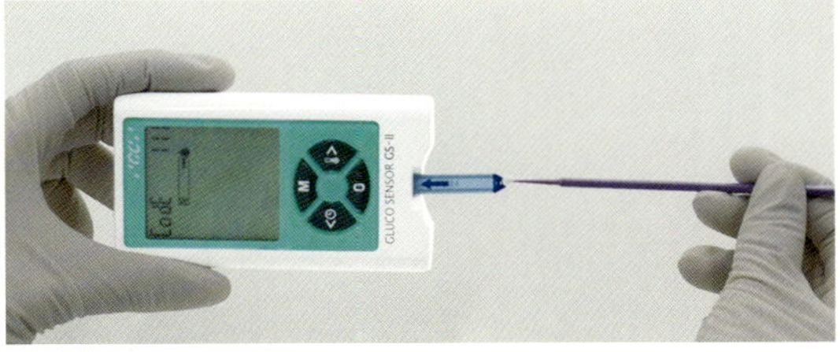

7 咀嚼機能は、グルコース含有グミゼリー咀嚼時のグルコース溶出量を測定する咀嚼能力検査、または、咀嚼能率スコア法により評価します。
咀嚼能力検査は、2gのグミゼリー（グルコラム／ジーシー）を20秒間咀嚼した後、10mLの水を含んでグミと水を濾過用メッシュ内に吐き出し、メッシュを通過した溶液中のグルコース溶出量を咀嚼能力検査システム（グルコセンサー GS-Ⅱ／ジーシー）で測定。濃度100mg/dL未満を咀嚼機能低下とします。

咀嚼能率スコア法による検査

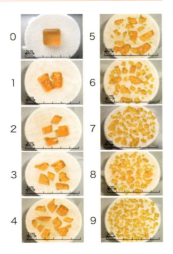

8 咀嚼能率スコア法は、グミゼリー（咀嚼能率検査用グミゼリー／UHA味覚糖・アズワン）を30回咀嚼後、粉砕度を視覚資料と照合し「スコア０」から「スコア９」までで評価。スコア０、1、2の場合を咀嚼機能低下とします。

嚥下機能低下

EAT-10

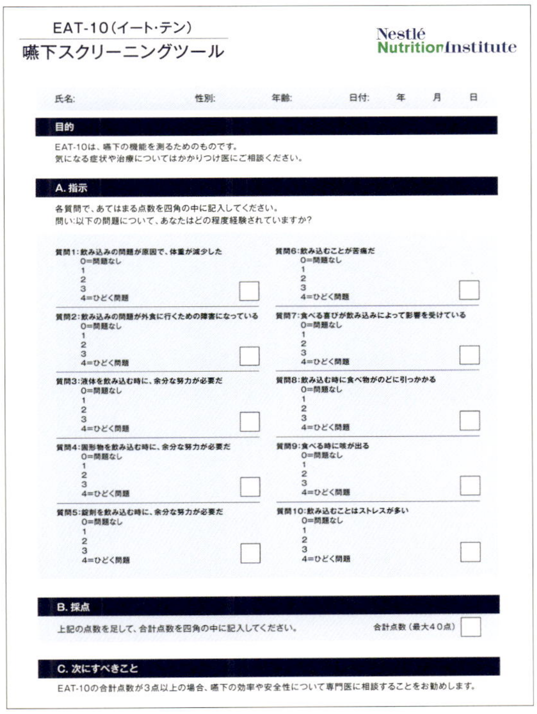

EAT-10（イート・テン）

嚥下スクリーニングツール

Nestlé NutritionInstitute

氏名:　　性別:　　年齢:　　日付:　年　月　日

目的

EAT-10は、嚥下の機能を測るためのものです。
気になる症状や治療についてはかかりつけ医にご相談ください。

A. 指示

各質問で、あてはまる点数を四角の中に記入してください。
問い:以下の問題について、あなたはどの程度経験されていますか?

質問1:飲み込みの問題が原因で、体重が減少した
0=問題なし
1
2
3
4=ひどく問題

質問2:飲み込みの問題が外食に行くための障害になっている
0=問題なし
1
2
3
4=ひどく問題

質問3:液体を飲み込む時に、余分な努力が必要だ
0=問題なし
1
2
3
4=ひどく問題

質問4:固形物を飲み込む時に、余分な努力が必要だ
0=問題なし
1
2
3
4=ひどく問題

質問5:錠剤を飲み込む時に、余分な努力が必要だ
0=問題なし
1
2
3
4=ひどく問題

質問6:飲み込むことが苦痛だ
0=問題なし
1
2
3
4=ひどく問題

質問7:食べる喜びが飲み込みによって影響を受けている
0=問題なし
1
2
3
4=ひどく問題

質問8:飲み込む時に食べ物がのどに引っかかる
0=問題なし
1
2
3
4=ひどく問題

質問9:食べる時に咳が出る
0=問題なし
1
2
3
4=ひどく問題

質問10:飲み込むことはストレスが多い
0=問題なし
1
2
3
4=ひどく問題

B. 採点

上記の点数を足して、合計点数を四角の中に記入してください。　合計点数（最大40点）

C. 次にすべきこと

EAT-10の合計点数が3点以上の場合、嚥下の効率や安全性について専門医に相談することをお勧めします。

9 嚥下機能は、嚥下スクリーニング検査（EAT-10）で評価。合計点数が３点以上を嚥下機能低下とします。

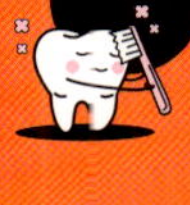

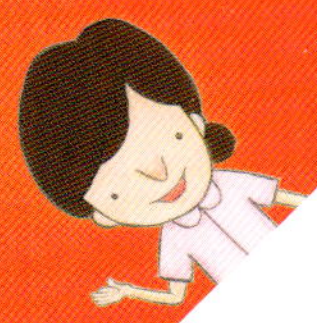

口腔機能低下症
予防や機能回復で大切なこと

全身の衰えと関係する口腔機能低下症

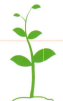

口腔機能の低下は全身とのかかわりが深いものです。
ヒトは歳を重ねると全身の筋肉量が少なくなり、それに伴って口腔にかかわる筋肉も弱まり、機能の低下を招きます。筋力が弱ると、運動や日常的な動作も億劫になり、外出や人とのコミュニケーションも減少します。このような状態になると、食事量が減り、体重の減少やひいては低栄養も引き起こしてしまいます。
体の衰えは口腔機能の低下も意味します。舌をはじめ口腔全体も筋肉により制御されるので、食事や会話が面倒になることで、口腔機能の低下に拍車をかけてしまいます。
このような状態にならないためにも、日ごろから好き嫌いなく、さまざまな食品を食べ、適度な運動や人とのコミュニケーションをとる生活を送ることが大事です。

歯科医院での定期検診が予防の一歩

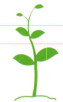

ヒトは口から栄養を摂取することで、健康を維持します。また、食事は人生の楽しみであり、家族や友人たちとのコミュニケーションの機会は、QOLの向上に欠かせないものです。
しかし、残っている歯や義歯の具合が悪くなると、食べることに苦痛を感じるようになり、食事を避けがちになります。そのような状態に陥らないためにも、定期的に歯科医院でのチェックをお勧めします。
近年は、8020運動によって、高齢者でも多くの残存歯を有する方が増えています。しかし、多くの歯があったとしても、筋力の低下などで食事に支障を来たすこともあります。一方で、歯を失ってしまったとしても、適切な義歯を装着し、しっかりよく噛む習慣により、口腔機能の低下を予防することができます。
したがって、定期的に歯科医院で口腔内のチェックを受け、歯周病や義歯の管理の際に、同時に口腔機能の検査を受けることも大切です。

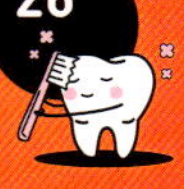

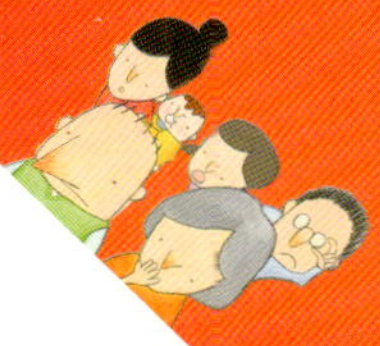

症状に合わせた機能訓練で維持・改善

もし、口腔機能低下症だと診断されても、現在の状態を維持する、あるいは改善することは可能です。

舌や口唇の運動範囲を高める機能訓練や咀嚼運動、唾液腺を刺激して唾液を出やすくするストレッチなど、症状に合わせたさまざまなトレーニング法があります。口腔機能低下症は単一の病態ではありません。たとえば、口腔乾燥や舌・口唇運動機能低下と判断されても、個々にその原因や症状は異なります。したがって、かかりつけの歯科医師、歯科衛生士の判断で、個人に合わせた機能訓練を行うことが大切です。

また、機能訓練にはそれなりの時間がかかります。歯科医院で機能回復を行う場合は管理計画書を作成し、機能訓練スケジュールを患者さんにお渡しします。適切な管理と訓練が改善の基本になります。

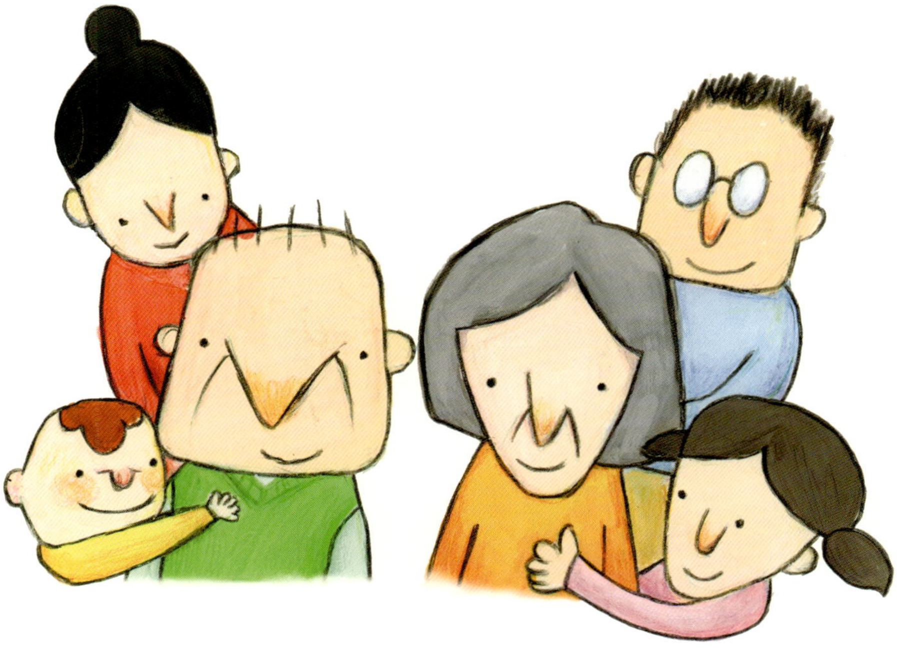

口腔機能低下症
使用する検査機器と検査時間

歯科医院にも患者さんにも負担が少ない検査

口腔機能低下症の検査内容は、専用の検査機器が必要な検査も一部ありますが、ほとんどの検査法に代替検査法があり、すべての検査機器を用意しなくても大丈夫です。また、検査時間はすべて行っても15分程度で、侵襲なく行えます。そのため、患者さんにも負担をかけることなく、通常の診療時間内で行うことが可能です。

ここでは、検査に使用する代表的な機器を紹介します。

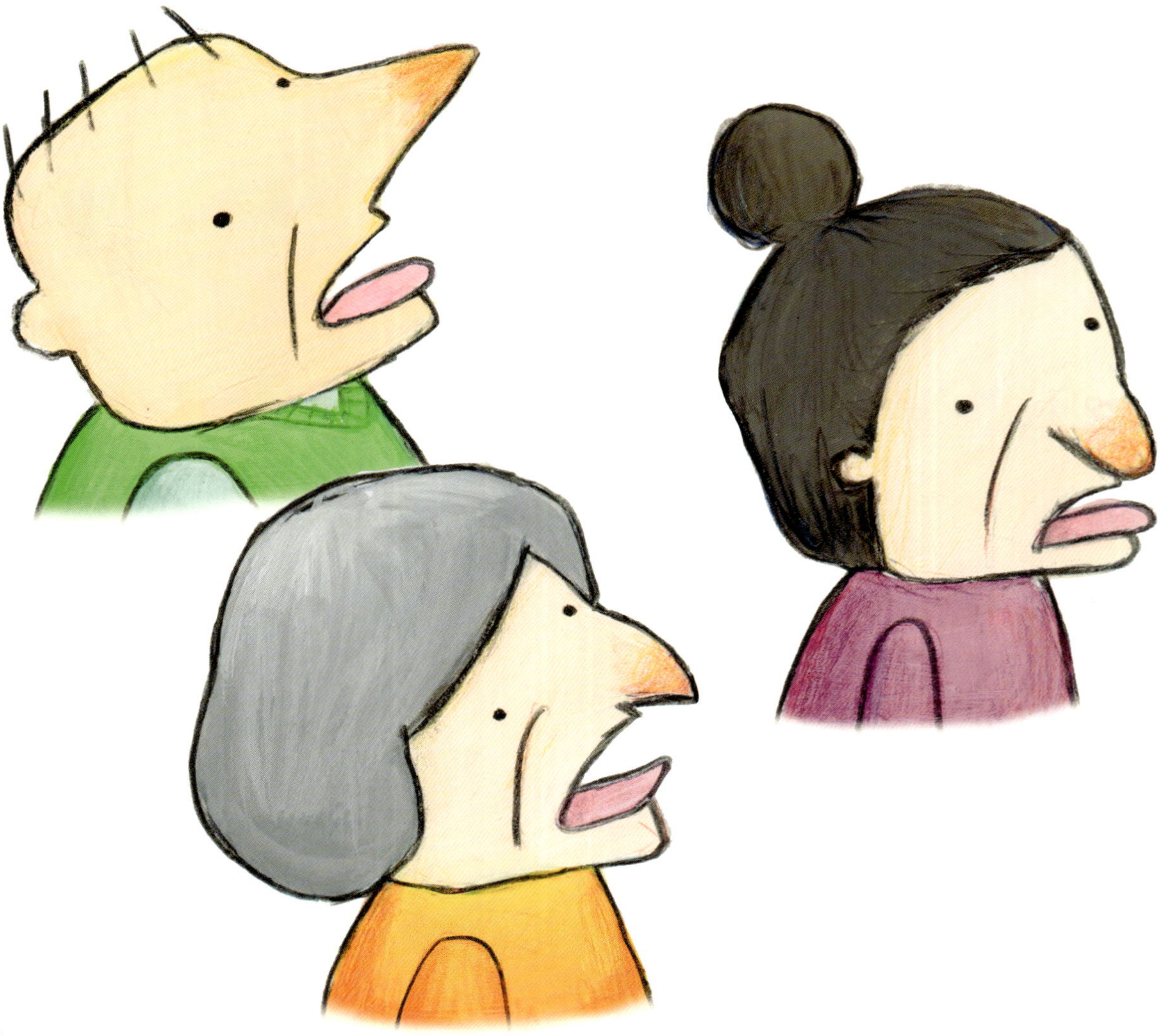

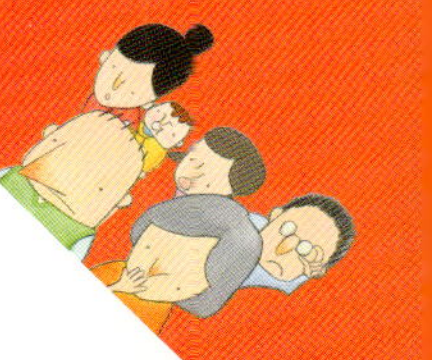

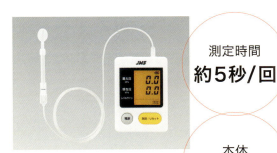

口腔乾燥

口腔水分計：ムーカス（ライフ）

手のひらサイズ
60g

測定時間
約2秒/回

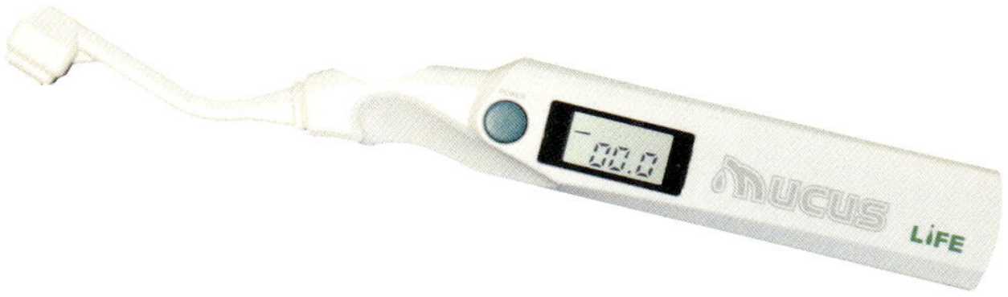

生体電気インピーダンス（BIA）法による口腔粘膜の水分測定器
- ●測定時間約２秒
- ●測定結果はデジタル表示
- ●患者の全身状態にかかわらず測定可能
- ●操作しやすい60gのハンディサイズ

咬合力低下

デンタルプレスケールⅡ（ジーシー）

バイトフォース アナライザ（ジーシー）

測定時間
約3秒/回

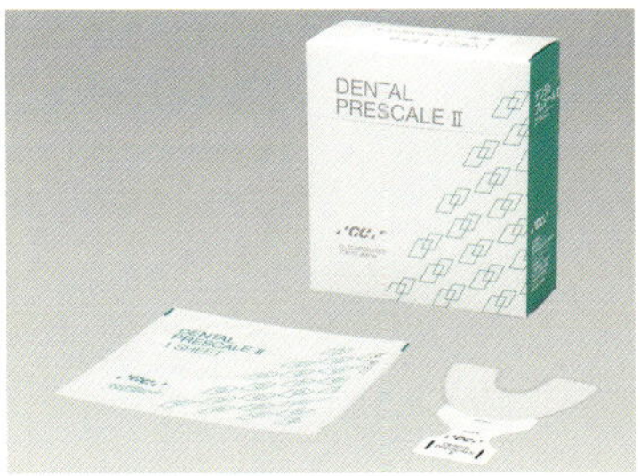

デンタルプレスケールⅡ

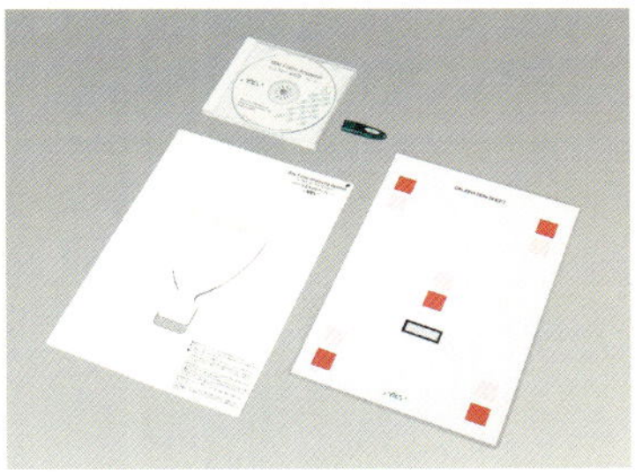

バイトフォース アナライザ

咬合力測定システム用フィルムと咬合力分析ソフト
- ●簡便に短時間で測定
- ●咬合力の違いを分析し、微妙な違いを発色濃度で表示
- ●測定用フィルムはS、M、Lの３種類

低舌圧

JMS舌圧測定器（ジェイ・エム・エス／ジーシー）

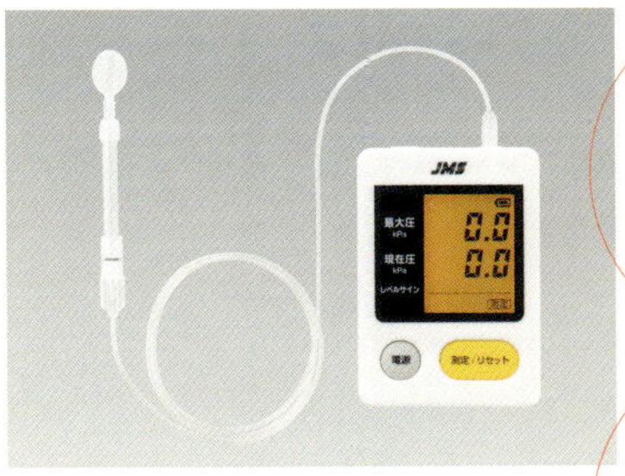

測定時間
約5秒/回

本体
250g

舌の運動機能を最大舌圧として測定
- ●舌圧プローブのバルーンを
  舌と口蓋で押して測定
- ●測定結果はデジタル表示
- ●本体重量250gで在宅診療でも使用可能

咀嚼機能低下

グルコセンサー GS-Ⅱ（ジーシー）

グルコラム（ジーシー）

測定時間
約20秒/回

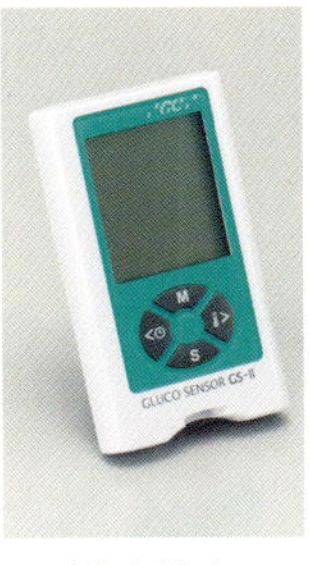

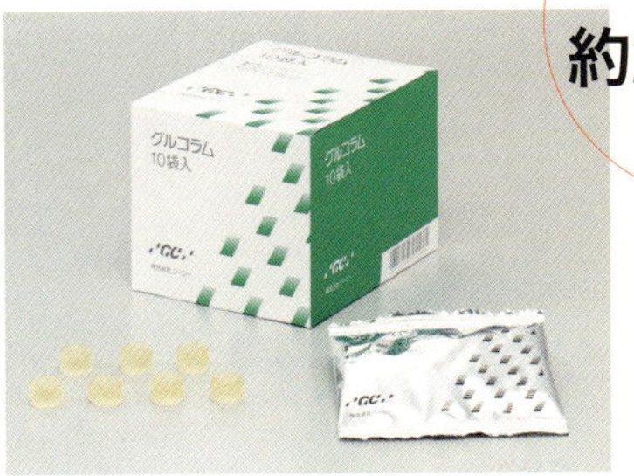

咀嚼能力検査システム
- ●咀嚼能力を約６秒で数値化
- ●グルコセンサー GS-Ⅱ、咀嚼機能検査キットろ過セット、
  グルコラム、GS-Ⅱセンサーチップのシステム

あとがき

口腔機能には、食べる、飲み込む、話をする、唾液を出す、味を感じるなどの機能があり、生活していくうえでたいへん重要なものばかりです。そのような機能は、年齢とともに変化してきます。「硬いものが食べにくくなった」、「口が乾くようになった」、「時々むせるようになった」、「食べこぼすようになった」、「薬を飲みにくくなった」、「電話で聞き取りにくいと言われるようになった」、「口の中に食べ物が残るようになった」というような症状が現れた場合には、口腔機能低下症が疑われます。いままでは歯科医師や患者さん自身も「歳だから仕方がない」と思っていたかもしれません。それは近年では誤った考え方です。口腔機能は老化しますが、それを低下しないように予防したり、あるいは低下した機能を戻すことは可能です。
どのような病気も早期発見・早期治療が大切です。この口の機能が低下した病気、口腔機能低下症も同様です。子どものときから口腔機能を向上させ、中年期からはその機能を低下させないようにする必要があるのです。
みなさんもこの本を参考にして、長きにわたって快適な生活を送ることができるようにしてください。

東京歯科大学 老年歯科補綴学講座
櫻井 薫

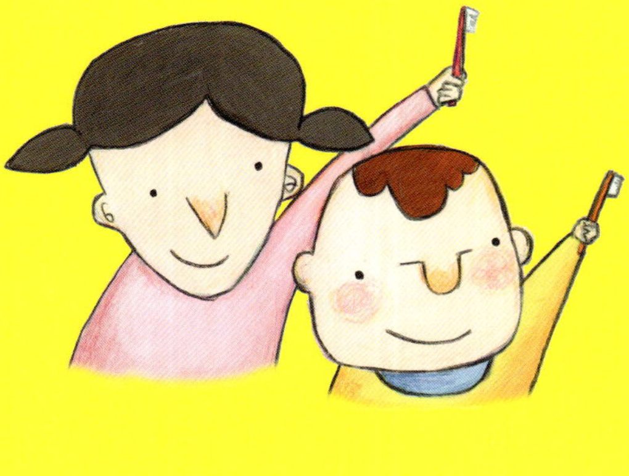

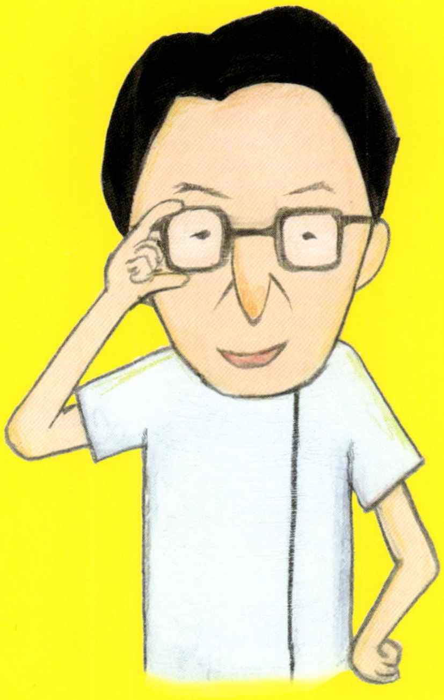

監修 **櫻井 薫**（さくらい かおる）

1978年 東京歯科大学卒業
1982年 東京歯科大学大学院歯学研究科修了
1982年 東京歯科大学歯科補綴学第一講座講師
1984年 アメリカ合衆国タフツ大学歯学部 Visiting Assistant Professor
1993年 東京歯科大学歯科補綴学第一講座助教授
1997年 東京歯科大学歯科補綴学第一講座主任教授
2006年 東京歯科大学有床義歯補綴学講座主任教授（講座名変更により）
2015年 東京歯科大学老年歯科補綴学講座主任教授（講座名変更により）
2016年 東京歯科大学大学院歯学研究科研究科長

◉所属学会
日本補綴歯科学会
日本老年歯科医学会

◉著書
『目で見る総義歯臨床』（永末書店, 2011）・編著
『老年歯科医学』（医歯薬出版, 2015）・編
『THE SOFT LINING　軟質リラインの本質』（デンタルダイヤモンド社, 2016）・共著

上田貴之（うえだ たかゆき）

1999年 東京歯科大学卒業
2003年 東京歯科大学大学院歯学研究科修了
2003年 東京歯科大学歯科補綴学第一講座助手
2006年 東京歯科大学有床義歯補綴学講座助手（講座名変更により）
2007年 東京歯科大学有床義歯補綴学講座講師
2007年 長期海外出張（スイス連邦・ベルン大学歯学部補綴科客員教授）
2009年 東京歯科大学復職
2010年 東京歯科大学有床義歯補綴学講座准教授
2015年 東京歯科大学老年歯科補綴学講座准教授（講座名変更により）

◉所属学会
日本補綴歯科学会
日本老年歯科医学会

◉著書
『老年歯科医学』（医歯薬出版, 2015）・分著

絵 **ありま三なこ**（ありま みなこ）

1987年生まれ、愛媛県出身。
2016年、「第8回be絵本大賞」にて大賞を受賞し絵本作家デビュー。
現在は個展やイベントへの出品等で活動中。
ロマンチストであまのじゃく。

◉著書
『ウォールズ』（扶桑社, 2016）

お口だって老化するんです
歯科の新しい病気「口腔機能低下症」かも…

発行日 2018年12月1日 第1版 第1刷
監修 櫻井 薫 上田貴之
発行人 濵野 優
発行所 株式会社デンタルダイヤモンド社
〒113-0033 東京都文京区本郷3-2-15 新興ビル
電話＝03-6801-5810㈹
https://www.dental-diamond.co.jp/
振替口座＝00160-3-10768
印刷所 能登印刷株式会社